安心产检随手查

马良坤／主编

北京协和医院妇产科主任医师、教授

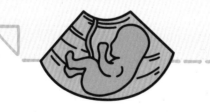

青岛出版集团｜青岛出版社

图书在版编目（CIP）数据

安心产检随手查 / 马良坤主编 . -- 青岛：青岛出版社，2024.3
ISBN 978-7-5736-1802-3

Ⅰ.①安… Ⅱ.①马… Ⅲ.①妊娠期 - 妇幼保健 - 基本知识
Ⅳ.①R715.3

中国国家版本馆 CIP 数据核字（2024）第 028974 号

《安心产检随手查》编委会

主　编	马良坤
副主编	孙振凤
编　委	石艳芳　张　伟　石　沛　王艳清　乔会根
	杨　丹　余　梅　杨　蕾

ANXIN CHANJIAN SUISHOU CHA

书　　名	安心产检随手查
主　　编	马良坤
副 主 编	孙振凤
出版发行	青岛出版社
社　　址	青岛市崂山区海尔路182号（266061）
本社网址	http://www.qdpub.com
邮购电话	0532-68068091
策划编辑	刘晓艳
责任编辑	郑万萍
封面设计	杨　丹
全案制作	悦然生活
内文图片	悦然生活　海洛创意
印　　刷	青岛海蓝印刷有限责任公司
出版日期	2024年3月第1版　2024年3月第1次印刷
开　　本	32开（890mm×1240mm）
印　　张	5
字　　数	130千
图　　数	43幅
书　　号	ISBN 978-7-5736-1802-3
定　　价	45.00元

编校印装质量、盗版监督服务电话：4006532017　0532-68068050

前言

　　定期产检，能监测孕妈妈和胎宝宝的健康状况，及时发现问题、及早防治，是顺利分娩的保障。但是，建档、唐筛、B超大排畸、糖筛……每次产检都折腾；排队、挂号、验血，想想都头疼；看到检查数据就焦虑；担心脐带绕颈会勒坏胎宝宝……

　　别担心，这本非常详细的《安心产检随手查》，可以帮你解析产检顾虑和烦恼！孕妈妈、准爸爸想知道的各种产检知识，都可以在本书中找到答案。

　　本书以北京协和医院妇产科的10次正式产检为主线，对产检项目进行详尽剖析，脉络清楚，一看就知道该在什么时间进行什么检查；详细介绍了检查项目和结果分析，还有产检相关的注意事项和准备细节，帮助孕妈妈最大限度地节省时间和精力，顺利完成各项检查。

　　此外，书中对"协和"真实产检单的重要条目和孕妈妈最关心的条目进行注释，清晰明了，方便查阅，打消孕妈妈对产检的重重顾虑。

　　希望每一位孕妈妈都能轻轻松松做好产检，顺顺利利生个健康可爱的宝宝！

一目了然的胎儿发育进程表

这时候还只能称为胚胎，胎宝宝身体的各部分初步形成，已经分化出头和肢体，开始为脑、肝脏、胃、肠等器官发育奠定基础。

受精卵在子宫内安全"着陆"，此时的胚胎称为胚囊。受精卵不断分裂，原始的消化道及腹腔、胸腔、脊柱开始形成。

▼

胎龄 8 周
长着腮和尾巴的
胎芽时期

胎龄 4 周
受精卵着床

开始发育出眼睛、鼻子、舌头、耳朵、皮肤等，肾脏开始排泄，羊水增加，手脚会活动。

胎龄 12 周
趋近人形，手脚
可以活动

胎龄 16 周
茁壮成长，骨骼、肌肉发育

胎龄 20 周
可以有意识地
活动手脚

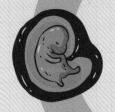

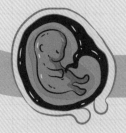

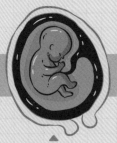

▲

4个月的胎儿，绒毛组织会发育成胎盘，扎根子宫，充分吸收营养；胎儿快速发育，内脏和四肢等器官基本成形。

控制视觉、听觉、触觉等的神经和额叶开始发育，可以按照自己的意志活动手脚，胎毛、头发和眉毛已经出现。

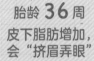

胎龄 40 周
为分娩做好准备

胎龄 36 周
皮下脂肪增加，
会"挤眉弄眼"

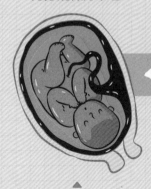

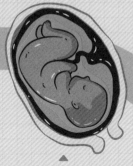

随时准备出生。一旦出生，肺就开始呼吸，已经做好了吮奶、排便的准备。

胎宝宝的身体功能基本发育完善，已经能适应子宫外的生活。由于胎宝宝入盆了，孕妈妈对胎动的感受不如以前明显。

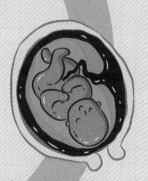

胎龄 24 周
嘴会张开、闭上，开
始练习呼吸

胎龄 28 周
可以感受到
声音和光

胎龄 32 周
更圆润，看起来
像宝宝了

看上去已经比较接近宝宝，但肺部功能尚未完全发育。

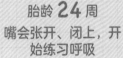

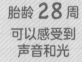

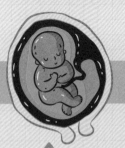

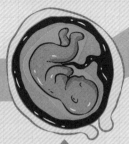

练习呼吸，为子宫外的生活做准备；开始在羊水中自由、用力地来回活动；内耳基本发育完成，能听见声音；脑细胞迅速增殖。

这一阶段是掌管知觉、随意运动、思考能力、记忆力的大脑皮层的快速发育时期；胎儿能感受到光了。此时，胎儿的头朝下，转为头位。

目录

第 1 章 孕1~2月 5~8周
测早孕，确认怀上了

产检早知道　一看就懂的攻略 · 2

产检月计划　让产检更顺利 · 3

重点产检项解读　验孕 · 4

做 B 超看妊娠囊 · 6

避坑指南　我的产检备忘录 · 9

高频问答　孕早期会遇到哪些问题？· 10

门诊来不及说的小知识　生活养胎大小事 · 12

这样吃妈瘦娃壮　营养与食谱 · 14

解压笔记　拍个照吧，记录一下此刻的心情 · 18

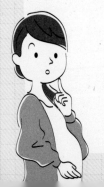

第2章

 孕2~4月 9~16周
医院建档要趁早

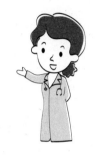

产检早知道　一看就懂的攻略 · 20

产检月计划　让产检更顺利 · 23

重点产检项解读　血常规、尿常规、肝肾功能

　化验单 · 24

　凝血检查，预测凝血是否障碍 · 32

　测血型，预防新生儿溶血病 · 34

　NT 检查，早期排畸很重要 · 37

避坑指南　我的产检备忘录 · 38

高频问答　建小卡检查有哪些疑问？· 40

　血常规查出贫血怎么办？· 42

　NT 检查，需要注意哪些问题？· 44

门诊来不及说的小知识　生活养胎大小事 · 46

这样吃妈瘦娃壮 营养与食谱 · 50

解压笔记 拍个照吧，记录一下此刻的心情 · 54

第3章 孕4~5月 17~20周 唐氏筛查

产检早知道 产检项目清单 · 56

产检月计划 让产检更顺利 · 57

重点产检项解读 唐氏筛查报告单分析 · 58

避坑指南 我的产检备忘录 · 62

高频问答 唐筛、无创 DNA 产前检测、

羊穿有什么区别？ · 64

门诊来不及说的小知识 生活胎教大小事 · 66

这样吃妈瘦娃壮 营养与食谱 · 68

解压笔记 拍个照吧，记录一下此刻的心情 · 70

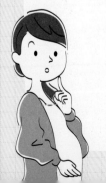

孕5~6月 **21~24 周**
B 超大排畸

产检早知道 产检项目清单 · 72

产检月计划 让产检更顺利 · 73

重点产检项解读 B 超报告单的各项参数 · 74

避坑指南 我的产检备忘录 · 76

高频问答 大排畸会遇到哪些疑问？· 78

门诊来不及说的小知识 生活胎教大小事 · 80

这样吃妈瘦娃壮 营养与食谱 · 82

解压笔记 拍个照吧，记录一下此刻的心情 · 84

 孕6~7月 **25~28 周**
妊娠期糖尿病筛查

产检早知道 产检项目清单 · 86

产检月计划 让产检更顺利 · 87

重点产检项解读 口服葡萄糖耐量试验 · 88

避坑指南　我的产检备忘录·90

高频问答　妊娠期糖尿病有什么危害？

　　　　　　认知误区有哪些？·92

门诊来不及说的小知识　生活胎教大小事·94

这样吃妈瘦娃壮　营养与食谱·98

解压笔记　拍个照吧，记录一下此刻的心情·100

第**6**章　孕7~8月 **29~32周**
小排畸检查

产检早知道　产检项目清单·102

产检月计划　让产检更顺利·103

重点产检项解读　小排畸检查单分析·104

避坑指南　我的产检备忘录·107

高频问答　不做小排畸检查有影响吗？·108

门诊来不及说的小知识　生活胎教大小事·110

这样吃妈瘦娃壮　营养与食谱·112

解压笔记　拍个照吧，记录一下此刻的心情·114

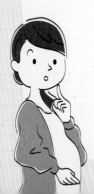

第7章

孕8~9月 33~36周
做好胎心监护，评估胎儿在宫内的情况

产检早知道　产检项目清单 · 116

产检月计划　让产检更顺利 · 117

重点产检项解读　胎心监护看胎儿状况 · 118

阴道拭子检查看阴道是否有

B 族链球菌感染 · 119

避坑指南　我的产检备忘录 · 120

高频问答　关于胎动，哪些问题要注意？ · 122

门诊来不及说的小知识　生活胎教大小事 · 124

这样吃妈瘦娃壮　营养与食谱 · 126

解压笔记　拍个照吧，记录一下此刻的心情 · 128

第8章

孕9~10月 37~40周
评估胎儿大小，
决定分娩方式

产检早知道　　产检项目清单 · 130

产检月计划　　让产检更顺利 · 131

重点产检项解读　　B超看胎儿又长了多少 · 132

　　　　　　　　内诊、胎动检测和入盆检查 · 133

　　　　　　　　分娩前监测这3点 · 135

避坑指南　　我的产检备忘录 · 137

高频问答　　羊水过多、过少、浑浊，怎么办？· 138

门诊来不及说的小知识　　产前准备大小事 · 140

这样吃妈瘦娃壮　　营养与食谱 · 142

解压笔记　　拍个照吧，记录一下此刻的心情 · 143

附录　　减痛分娩：五维音乐呼吸法 · 144

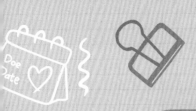
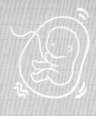

第 **1** 章

孕1~2月 **5~8周**

测早孕，
确认怀上了

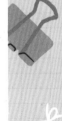
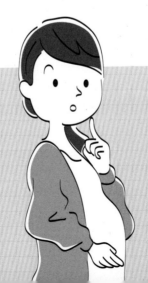
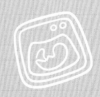
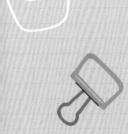

产检早知道 一看就懂的攻略

测早孕须知

想知道怀孕多久才能用早孕试纸验出怀孕，最好先了解受精卵形成和着床的时间，以及人绒毛膜促性腺激素（human chorionic gonadotropin, HCG）何时开始分泌。

1. 同房。

2. 同房后精卵结合所需时间：1~3 天。

3. 受精卵穿过输卵管进入子宫所需时间：3~4 天。

4. 受精卵着床所需时间：2~3 天。

5. 受精卵着床后，胎盘合体滋养层细胞产生的 HCG 进入血中和尿中。

由此可见，最早在受精后 7 天，尿液中才会有 HCG，但这时候浓度很低，易导致假阴性结果，至少再等 2~3 天，也就是受精后 10 天左右，HCG 浓度高一点儿，才能通过早孕试纸测出来。

注意 5 个信号，准备验孕

- "大姨妈"迟到 1 周以上。
- 体温持续轻度增高。
- 总是犯困、身体疲之。
- 排尿增多。
- 恶心、呕吐，对气味敏感。

产检月计划 让产检更顺利

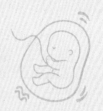

| 孕 1~2 月 手记 | 本月要做的事情 已完成的事情在 □ 内标上 ✓ |

补充叶酸 □

孕前 3 个月和孕期都要补充叶酸，每天 400~800 微克。

购买早孕试纸 □

安排一点带有纪念意义的活动 □

例如，在准备妊娠的时候合影留念。也可以更浪漫点儿，夫妻分别为未来的小宝贝写封欢迎的信函，并各自珍藏。

制订细致的作息时间表 □

做好饮食调养 □

远离高糖、高盐、油炸食品，避免食用腌制食品，尽量少喝或不喝咖啡、浓茶等。

重点产检项解读 验孕

早孕试纸易操作

　　早孕试纸检测是最常用的方法，自己在家就可以检测。一般药店都有早孕试纸出售。在使用验孕试纸前，务必仔细阅读包装盒上的所有说明，有些验孕试纸可能会指定必须用当天早上的第一次尿液，测试时请勿超过 MAX（最大）线。

使用方法

　　1. 用洁净、干燥的容器收集尿液。最好用早晨第一次尿液。
　　2. 将试纸条上有箭头标志的一端浸入装有尿液的容器中，约 3 秒后取出平放，30 秒钟至 5 分钟内观察结果。

使用验孕试纸的注意事项

　　1. 尽量采用早晨的第一次尿液进行检测，因为这个时候尿液中的激素水平最高，容易检测出来。实在不行的话，要保证尿液在膀胱中起码 4 小时再用来检测。
　　2. 不要为了增加尿量喝过多的水，这样会稀释激素水平。
　　3. 在检测之前要仔细阅读说明书，准确按照每个步骤去做。
　　4. 验孕试纸不能检测出是否为宫外孕。确认宫外孕需要去医院做 B 超检查，由专业医生判断。

验孕试纸的检测结果

1. 未怀孕：只出现一条对照线，表示没有怀孕。

2. 怀孕：出现两条线，即对照线和检测线都显色，且检测线明显清晰，表示已经怀孕；如对照线明显清晰而检测线显色很浅，表示可能怀孕，请隔两天用新的验孕试纸采集晨尿重新检测。

3. 无效：5 分钟内无对照线出现，表示测试无效。

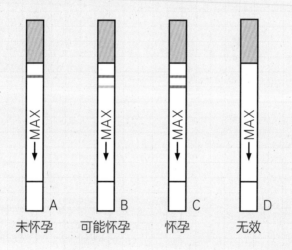

抽血验孕

血液定量检查 HCG 值，比早孕试纸更准确，医生常常通过抽血检测 HCG 来确定是否怀孕。

做 B 超看妊娠囊

超声结果看胎心胎芽

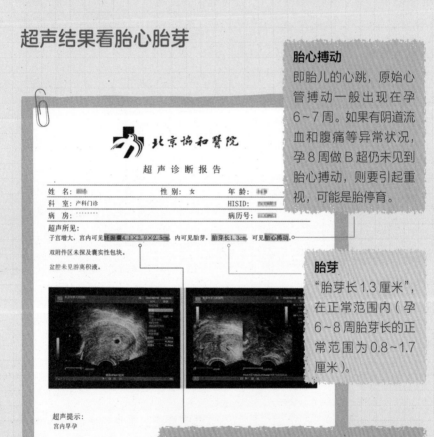

胎心搏动

即胎儿的心跳,原始心管搏动一般出现在孕6~7周。如果有阴道流血和腹痛等异常状况,孕8周做B超仍未见到胎心搏动,则要引起重视,可能是胎停育。

胎芽

"胎芽长1.3厘米",在正常范围内(孕6~8周胎芽长的正常范围为0.8~1.7厘米)。

妊娠囊

"妊娠囊4.1厘米×2.9厘米×2.5厘米"指的是长、宽、高的数据。一般在停经35日后,宫腔内可见到圆形或椭圆形妊娠囊。

孕妈妈有流产征兆怎么办？

如果是由高血糖、甲状腺功能低下、黄体功能不良等引起的，那么经诊断胚胎发育健康的情况下，可以进行人工干预。如果经诊断为宫外孕或难免流产或胚胎停育，应尽早终止妊娠，以免造成稽留流产或感染，不仅影响以后怀孕，严重的还可危及孕妈妈的生命。

肚子疼？阴道出血？
做人绒毛膜促性腺激素（HCG）检查

HCG 是什么

受精卵着床后，滋养层细胞分泌 HCG（人绒毛膜促性腺激素），进入血中和尿中。通过免疫学方法测定尿或血中的 HCG 含量，能协助诊断早孕。完整的 HCG 全部是由胎盘绒毛膜的合体滋养层产生的，HCG 的主要功能就是刺激黄体，促进雌激素和孕酮持续分泌，以促进子宫蜕膜的形成，使胎盘生长成熟。

HCG 在妊娠的前 8 周上升很快，以维持妊娠。在妊娠 8~10 周，HCG 值达到高峰，以后迅速下降。通过血液定量检查 HCG 值比用验孕试纸定性检测尿液更灵敏、更准确，其准确率在 99% 以上。

HCG 是测定孕妈妈是否受孕的最常使用的"妊娠试验激素"。正常人一般血 HCG 的测定值小于 3.1 IU/L；而有受孕的可能，HCG 就会大于 5 IU/L；如果 HCG 的测定值大于 10 IU/L，基本可以确定怀孕。

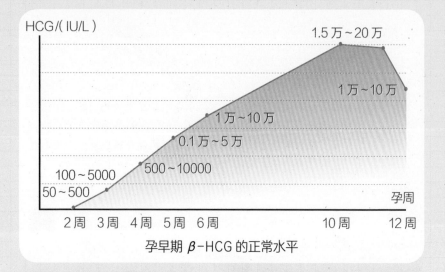

孕早期 β-HCG 的正常水平

孕酮（黄体酮）（P）
是由卵巢黄体分泌的一种天然孕激素，在体内对雌激素激发过的子宫内膜有显著形态学影响，是维持妊娠所必需的。

28.18 ng/mL
根据这个数值和后面的参考范围可以得知，此时处于黄体期。孕酮是怀孕必需的激素，孕酮水平如果偏低，可能导致流产或胚胎停止发育的情况。

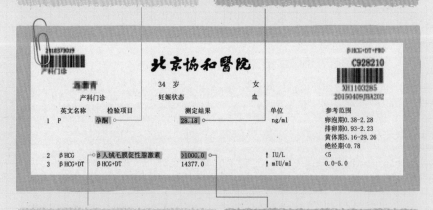

β 人绒毛膜促性腺激素（β-HCG）
参考范围根据孕周的不同有所不同，该激素能刺激黄体，促使胎盘成熟。

1000.0 IU/L
根据不同孕周 β-HCG 的数值范围得知，这位女性已经怀孕 5 周了。

避坑指南 我的产检备忘录

产检大夫告诉我需要注意的事项

我特别需要注意的事项

高频问答 孕早期会遇到哪些问题？

误把怀孕征兆当成了感冒，吃了感冒药，这个孩子还能要吗？

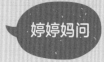

婷婷妈问

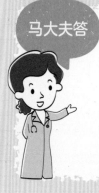

马大夫答

首先要明确的是，吃药不一定会造成胎儿畸形，因为胎儿到底会不会受影响，与孕周数，以及感冒药的成分、剂量、服用时间等有关系，可咨询医生。如果吃的剂量小、时间短、药性温和，可先跟踪胎宝宝的发育情况，再决定是否保留胎儿。不能因为担心而随意终止妊娠。

验孕试纸测不出宫外孕吗？

峰峰妈问

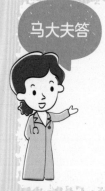

马大夫答

验孕试纸只能测出是否怀孕，但对胚胎位置是在宫内还是宫外无法判断。所以，不要过分依赖验孕试纸，要想判断是不是宫外孕，最有效的方法是去医院做 B 超检查或者 HCG 检查，由医生判断。

孕酮低，怎么办？

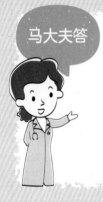

马大夫答　　孕酮是维持妊娠必需的激素。孕酮低的话，要同时观察有无腹痛、出血的症状，隔日复查 HCG 和孕酮水平，了解胚胎发育情况。如果没有症状，不要因为单纯孕酮低而补充孕酮。如果母体孕酮缺乏，伴随腹痛及出血，正常使用孕酮是安全的。

孕前做足了准备，进行了全面检查，就等于确保了妊娠安全吗？不做产检可以吗？

皮球妈问

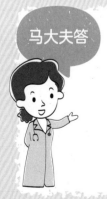

马大夫答　　孕前检查和产前检查，其实针对的是不同的方面，都很重要，且不能相互替代。孕前检查的主要目的在于排除遗传病，而产前检查则是要在检查胎儿是否有缺陷的同时，随时跟踪了解孕妇和胎儿的营养、健康情况，做好选择分娩方式和应对突发状况的准备。

门诊来不及说的小知识
生活养胎大小事

有了倦怠感就要多注意休息

孕妈妈怀了宝宝，变得特别容易疲倦、嗜睡、头晕、乏力，这种疲倦感在孕早期和孕晚期比较明显。怀孕期间，孕妈妈最好能想睡就睡，不要做太多事情，尽可能地多休息。

孕妈妈如果感到疲倦了，可用下面的方法来缓解。

按摩： 闭目养神片刻，用手指尖按摩前额、太阳穴和后脖颈，每处 5 分钟，能有效缓解疲劳。

听听优美的胎教音乐： 孕妈妈可以选择一些优美抒情的音乐或胎教音乐来听，可调整情绪。

聊天： 疲倦时跟家人朋友聊天，可排解烦恼、有利于身心健康。

培养一些兴趣爱好： 孕妈妈可以动手制作一些自己感兴趣的东西，如小玩具、小衣服，或学习插花等，以转移注意力。

散步： 孕妈妈可以去环境优美的小公园或在林荫道上散散步，放松心情。

马大夫提醒

如果孕期出现了口腔问题，什么时候进行治疗更安全呢？

一般来说，需要避免在怀孕的初期和末期进行治疗，怀孕中期在胎儿情况稳定的前提下，可接受创伤小的口腔治疗。《中国居民口腔健康指南》指出，孕中期（怀孕 4～6 个月）是孕期治疗口腔疾病的最佳时期。因为孕早期药物对胎儿的影响较大，而且孕妇容易呕吐，使口腔内的操作变得困难。孕晚期也应避免治疗，早期和晚期一般只做一些急症处理。

适当运动：孕妈妈可适当做运动，如瑜伽等，以促进新陈代谢和心肺功能，加快血液循环，有利于保持和恢复精力。此外，运动还能使大脑神经中枢兴奋，有效抑制思维中枢，从而减轻大脑的疲劳感。

冥想：孕妈妈可以闭上眼睛，想象自己身处公园、农家小院、海边、湖畔、高山等美好的景色中，放松心情深呼吸，能让人精神饱满。

控制好体重，长胎不长肉

怀孕后，女性的身体会发生很多的变化，孕早期就要开始有体重监测管理的意识。孕妈妈体重增加的原因有胎宝宝长大、胎盘增大、羊水增多、子宫增大、乳房增大、血液和组织液增多、母体脂肪增加等。孕妈妈体重的正常增加，是营养状况良好的重要指标。

一般而言，使用身体质量指数（简称体重指数）评估孕妈妈的营养状况是比较准确的，体重指数（BMI）= 体重（kg）/ 身高的平方（m^2）。

中国妊娠期女性体重增加范围和增重速率的推荐值

妊娠前 BMI/ （kg/m^2）	妊娠期体重 增加总量 / kg	孕早期 增加 / kg	孕中、晚期体重 增长速率 / （kg/周）
低体重（<18.5）	11.0~16.0	<2.0	0.46（0.37~0.56）
正常体重 （18.5≤BMI<24.0）	8.0~14.0	<2.0	0.37 （0.26~0.48）
超重 （24.0≤BMI<28.0）	7.0~11.0	<2.0	0.30 （0.22~0.37）
肥胖（BMI≥28.0）	5.0~9.0	<2.0	0.22（0.15~0.30）

注：表中数据来源于2021年中国营养学会发布的《中国妇女妊娠期体重检测与评价》。双胎孕妇孕期总增重推荐值为孕前体重正常者为16.7~24.3千克，孕前超重者为13.9~22.5千克，孕前肥胖者为11.3~18.9千克。

这样吃妈瘦娃壮 营养与食谱

怀孕第 1 个月，胎宝宝需要的营养很少，只要孕妈妈不挑食、不偏食，完全可以延续之前的饮食习惯。孕期饮食要注重营养均衡，而不是一味加量。为了保证营养全面，饮食种类要丰富多样。

主打营养

叶酸、蛋白质：为受精卵着床做准备。

铁：避免孕妈妈因缺铁导致缺铁性贫血，有利于胎儿的健康发育。

维生素 C：改善孕妈妈易疲劳的症状，提高抵抗力。

彩椒豌豆沙拉

材料

彩椒 …………… 200 克
原味腰果 ……… 20 克
豌豆 …………… 100 克
酸奶 …………… 适量

做法

1 彩椒洗净，去蒂及籽，切片；豌豆洗净。

2 锅中倒入水煮沸，放入彩椒片焯一下，捞出，过凉；豌豆放入沸水中焯至变色，捞出，过凉。

3 腰果放烤箱，用 190℃烘烤 5 分钟，取出放凉并切碎。

4 把酸奶与彩椒片、豌豆混合，放上腰果碎即可。

双仁拌茼蒿

材料

茼蒿·············300 克
松子仁···········15 克
花生米···········15 克
盐·················2 克
香油··············2 克

做法

1 将茼蒿洗净，下入沸水中焯 1 分钟，捞出，凉凉，沥干水分，切段；松子仁和花生米挑去杂质。

2 炒锅置火上烧热，分别放入松子仁和花生米焙熟，盛出，凉凉。

3 取盘，放入茼蒿段，加盐和香油拌匀，撒上松子仁和花生米即可。

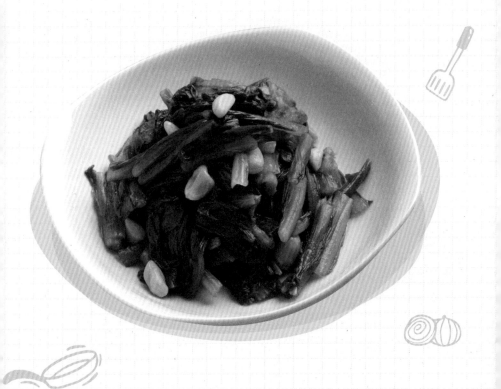

孕早期一般会有早孕反应，孕妈妈没有食欲，还总是孕吐。建议采取少食多餐的方式，在孕吐反应较轻时适量加餐。如果孕吐反应严重，影响进食，要特别注意保证碳水化合物的摄入，以预防酮症酸中毒对胎儿神经系统的损害，每天至少保证 130 克碳水化合物的摄入。

主打营养

B 族维生素：可以有效改善孕吐，维生素 B_6 有直接镇吐效果，维生素 B_1 可改善胃肠道功能，缓解早孕反应。

钾：孕吐严重时容易导致体内钾的丢失，引起低钾血症时会有全身无力、精神萎靡、烦躁不安等症状。

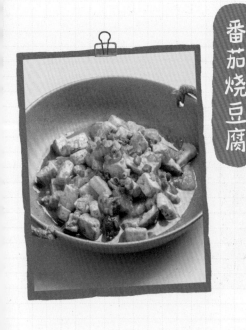

番茄烧豆腐

材料

豆腐 ····················· 400 克
番茄 ····················· 200 克
葱花、生抽、盐 ··········各适量

做法

1 番茄洗净，去蒂，切块；豆腐洗净，切块。

2 炒锅置火上，倒油烧热，放入豆腐块略炒，倒入番茄块，调入生抽略炒，盖锅盖焖煮 5 分钟，加盐、葱花炒匀即可。

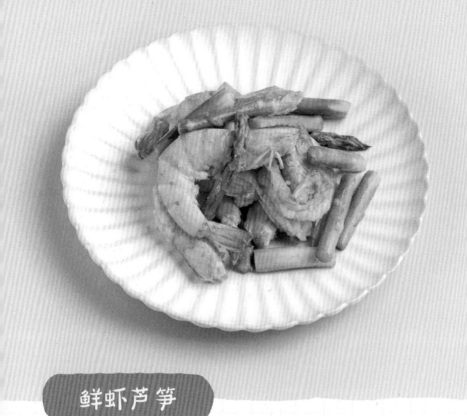

鲜虾芦笋

材料

鲜虾 …………200 克

芦笋 …………300 克

鸡汤 …………适量

姜片 …………适量

盐 ……………适量

淀粉 …………适量

蚝油 …………适量

做法

1 鲜虾去壳，挑去虾线，洗净后沥干，用盐、淀粉拌匀；芦笋洗净，切长条，焯水沥干。

2 锅中倒油烧热，将鲜虾倒入锅内滑熟，捞起滤油；用锅中余油爆香姜片，加入鲜虾、鸡汤、盐、蚝油炒匀，出锅浇在芦笋上即可。

解压笔记

拍个照吧，记录一下此刻的心情

我的第1次B超

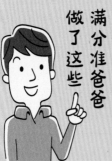

满分准爸爸做了这些

- ☑ 准备一些缓解孕吐的食物，例如，苏打饼干、百香果柠檬水、姜丝陈皮止吐汤等。
- ☑ 主动承包家务活，不要让孕妈搬运、提重物等。
- ☑ 可以布置一下房间，贴一些漂亮、可爱的宝宝图片。
- ☑ 多用言语温暖老婆，不仅温暖了妻子，也将父爱传给了胎儿。
- ☑ 孕早期胎儿还不稳定，不能同房，这也是对妈妈和胎儿的保护。

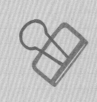
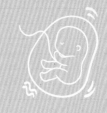

第 2 章

孕2~4月 9~16周
医院建档要趁早

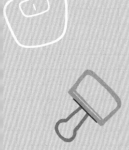
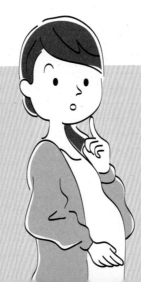

产检早知道 一看就懂的攻略

建小卡须知

建小卡时间

一般在孕 12 周内，B 超结果可看到胎心胎芽后。

建小卡地点

女方户口所在地或当前居住地所属街道的社区医院或是当地的妇幼保健院。

需准备的资料

一般需带上户口本、身份证、结婚证、医保卡、证明已怀孕的 B 超单、其他与怀孕相关的检查报告单等。

* 注意：各地建小卡的要求可能有所差异，具体可咨询当地社区医院。

一般流程

① 空腹前往社区医院

因为需要空腹做检查，建议早些出门

② 挂与围产保健相关的科室号

具体可咨询挂号处

③ 提交资料、填写信息

说明第一次来建小卡，提交准备好的资料，并填写《母子健康手册》

20

建档检查清单

在整个孕期进行检查和分娩的医院做各项基本检查，医生看完结果，确认各项指标都符合条件，允许你在这个医院进行产检、分娩的过程，就是建档。由于第一次正式产检需要建档，所以检查的项目比较多。具体的检查项目如下。

必查项目	检查目的
体重检查（计算身体质量指数）	监测体重，体重超标或过低都不好
血压检查	判断妊娠期血压是否正常
多普勒听胎心音	了解胎宝宝心跳情况
血常规	检查是否有贫血、感染等情况
血型（ABO、Rh）	判断是否有母儿血型不合的可能
尿常规	了解泌尿系统情况
空腹血糖	筛查妊娠期糖尿病
甲状腺功能 7 项检查	筛查甲状腺疾病
血清铁蛋白	血红蛋白 <110 克 / 升的孕妈妈需做此项检查
肝肾功能	检测是否患有肝肾疾病
乙肝五项	检测是否患有乙肝

丙肝筛查	检测是否患有丙肝
梅毒血清抗体筛查和艾滋病筛查	检测是否患有梅毒、艾滋病
心电图	检查是否患有妊娠合并心脏病
妇科检查	检查有无阴道感染
孕早期超声检查	确定宫内妊娠和孕周
妊娠 11~13^{+6} 周超声检查	测量胎儿颈项透明层（NT）厚度
宫颈细胞学检查	孕前 12 个月内未检查过此项的孕妈妈需要做，以筛查宫颈病变
宫颈分泌物检测淋球菌和沙眼衣原体	检测孕妈妈是否感染淋球菌和沙眼衣原体
细菌性阴道病的检测	检测孕妈妈是否患有细菌性阴道病

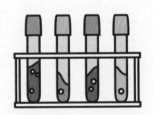

产检月计划 让产检更顺利

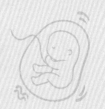

孕 **2~4** 月 手记	本月要做的事情 已完成的事情在 □ 内标上 ✓

领取《母子健康手册》 □

准备一些缓解妊娠反应的食物 □

根据调查，妊娠反应期间孕妇认为可口的食物中，番茄、冰淇淋和柑橘类水果位于前3名，这些食物有助于孕妈妈轻松度过妊娠反应的高潮期。

遵医嘱进行适度运动锻炼，动静结合 □

购买适合孕妇的宽松、舒适的衣服和鞋 □

规划产检时间，提前请假 □

重点产检项解读

血常规、尿常规、肝肾功能化验单

验血常规，主要是看怀孕后有没有出现贫血、感染等

白细胞（WBC）

参考范围为（3.50~9.50）×10⁹/升，白细胞是免疫系统的重要成员，当机体受到感染或异物入侵时，血液中的白细胞数量会升高。但孕妈妈的白细胞会有生理性（正常）升高。若有发热、皮疹等不适症状，白细胞会明显增高，要考虑感染的可能性。

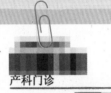

中国医学科学院
北京协和医学院 北京

产科门诊

姓 名			年 龄		
科 别 产科门诊			诊 断 妊娠状态		

	英文	中文名称	结果	单位	参考
1	WBC	*白细胞	8.52	×10^9/L	3.50
2	LY%	淋巴细胞百分比	13.3	↓%	20.0
3	MONO%	单核细胞百分比	6.6	%	3.0
4	NEUT%	中性粒细胞百分比	79.2	↑%	50.0
5	EOS%	嗜酸性粒细胞百分比	0.8	%	0.5
6	BASO%	嗜碱性粒细胞百分比	0.1	%	0.0
7	LY#	淋巴细胞绝对值	1.13	×10^9/L	0.80
8	MONO#	单核细胞绝对值	0.56	×10^9/L	0.12
9	NEUT#	中性粒细胞绝对值	6.75	×10^9/L	2.00
10	EOS#	嗜酸性粒细胞绝对值	0.07	×10^9/L	0.02
11	BASO#	嗜碱性粒细胞绝对值	0.01	×10^9/L	0.00
12	RBC	*红细胞	3.50	×10^12/L	3.50

中性粒细胞百分比（NEUT%）

参考范围为50.0%~75.0%，超出此范围说明有细菌感染的可能。

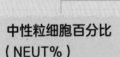

红细胞（RBC）

参考范围为（3.50~5.00）×10¹²/升，测定的是单位体积血液中红细胞的数量。

重点关注红细胞、白细胞、血红蛋白

红细胞低于 3.5×10^{12}/升，血红蛋白低于 110 克/升，或血细胞比容低于 35%，提示有贫血的可能，应及时就医。当白细胞总数明显升高且中性粒细胞百分比升高时，意味着体内有细菌感染的可能。当白细胞总数不变或降低，且淋巴细胞百分比高时，则有病毒感染的可能。

血红蛋白（HGB）

参考范围为 110~150 克/升，低于 110 克/升说明贫血。贫血可引起早产、低体重儿等问题。

血细胞比容（HCT）

旧称红细胞压积，参考范围为 35.0%~50.0%，如高于 50.0%，就意味着血液浓缩，要请医生排除妊娠并发症等。

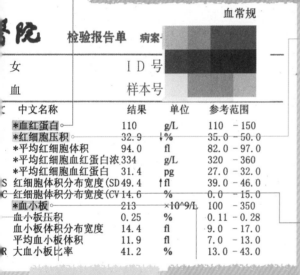

中文名称	结果	单位	参考范围
*血红蛋白	110	g/L	110 － 150
*红细胞压积	32.9	↓%	35.0 － 50.0
*平均红细胞体积	94.0	fl	82.0 － 97.0
*平均红细胞血红蛋白浓	334	g/L	320 － 360
*平均红细胞血红蛋白	31.4	pg	27.0 － 32.0
红细胞体积分布宽度(SD	49.4	↑fl	39.0 － 46.0
红细胞体积分布宽度(CV	14.6	%	0.0 － 15.0
*血小板	213	×10^9/L	100 － 350
血小板压积	0.25	%	0.11 － 0.28
血小板体积分布宽度	14.4	fl	9.0 － 17.0
平均血小板体积	11.9	fl	7.0 － 13.0
大血小板比率	41.2	%	13.0 － 43.0

淋巴细胞绝对值（LY#）

正常值为（0.80~4.00）$\times 10^9$/升，超出此范围说明有感染的可能。

中性粒细胞绝对值（NEUT#）

参考范围为（2.00~7.50）$\times 10^9$/升，超出此范围说明有感染的可能。

血小板（PLT）

参考范围为（100~350）$\times 10^9$/升。低于 100×10^9/升，说明凝血功能出现了问题。

验尿常规，看看你的肾脏功能是否能承受孕期生理变化

2007704902							尿常规
产科门诊					检验报告单	病索号	
姓 名		年 龄 39 岁	性 别	女		ID 号	40306558
科 别 产科门诊		诊 断 妊娠状态	样 本	尿		样本号	20140915BAC392

	英文	中文名称	结果	单位	参考范围
1	SG	比重	1.025		1.005～1.030
2	PH	酸碱度	6.0		5.0～8.0
3	WBC	白细胞(中性粒细胞酯酶)	NEG	Cells/μl	<15
4	NIT	亚硝酸盐	NEG		NEG
5	PRO	蛋白(白蛋白)	NEG	g/L	NEG
6	GLU	葡萄糖	NEG	mmol/L	NEG
7	KET	酮体	NEG	mmol/L	NEG
8	UBG	尿胆原	3.2	μmol/L	3～16
9	BIL	胆红素	SMALL	μmol/L	NEG
10	BLD	红细胞(潜血)	NEG	Cells/μl	<25

比重（SG）

正常参考值为1.005~1.030，大于1.030表示尿液浓缩，小于1.005表示尿液稀释。这个项目可以评估孕妈妈体内水分的代谢，并协助肾脏疾病的诊断。

蛋白（白蛋白）（PRO）

正常结果为阴性（NEG，即negative的缩写，大多数情况下表示检查结果正常）。如果显示TRACE，为微量，多为白带污染、尿浓缩，可以多喝水、清洁外阴后接取中段尿重新检查。

酮体（KET）

正常结果为阴性（NEG）。如果结果为阳性，提示孕妈妈可能有饥饿、妊娠期糖尿病或因妊娠呕吐的情况。

红细胞（潜血）（BLD）

正常结果为阴性（NEG，大多数情况下表示检查结果正常）。如果显示阳性，提示有患泌尿系统疾病的可能。

尿胆原（UBG）

正常结果为 3~16 微摩尔 / 升（$\mu mol/L$）。尿胆原增高多见于肝细胞性黄疸、溶血疾病，尿胆原降低多见于阻塞性黄疸。

过来人经验谈：如有潜血，别担心

有的孕妈妈在做尿常规检查时，会有不同程度的潜血（BLD 结果呈现 1+、2+ 或 3+），此时应注意多吃蔬菜和水果以补充维生素，注意外阴卫生，多喝水，过一周再复查，一般结果会好很多。

评估肝肾功能状态

直接胆红素（DBil）

正常值为 0.0~6.8 微摩尔 / 升（μmol/L）。直接胆红素升高主要见于肝细胞性黄疸、阻塞性黄疸。

丙氨酸氨基转移酶（ALT）

正常参考值在 7~40 单位 / 升（U/L）。这是催化丙酮酸和谷氨酸之间的氨基转移的酶，是作为肝脏、心肌病变和细胞坏死的诊断、鉴别和预后观察的依据。

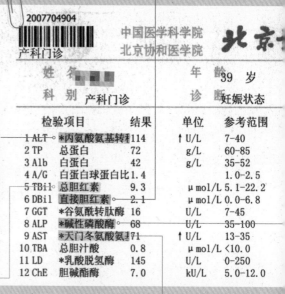

检验项目		结果	单位	参考范围
1 ALT	*丙氨酸氨基转移酶	114	↑ U/L	7-40
2 TP	总蛋白	72	g/L	60-85
3 Alb	白蛋白	42	g/L	35-52
4 A/G	白蛋白球蛋白比	1.4		1.0-2.5
5 TBil	总胆红素	9.3	μmol/L	5.1-22.2
6 DBil	直接胆红素	2.1	μmol/L	0.0-6.8
7 GGT	*谷氨酰转肽酶	16	U/L	7-45
8 ALP	*碱性磷酸酶	68	U/L	35-100
9 AST	*天门冬氨酸氨基转移酶	71	↑ U/L	13-35
10 TBA	总胆汁酸	0.8	μmol/L	<10.0
11 LD	*乳酸脱氢酶	145	U/L	0-250
12 ChE	胆碱酯酶	7.0	kU/L	5.0-12.0

总胆红素（TBil）

总胆红素的正常参考值在 5.1~22.2 微摩尔 / 升（μmol/L）。总胆红素包括直接胆红素和间接胆红素，大部分来源于衰老红细胞被破坏后产生的血红蛋白。它主要用来诊断是否有肝脏疾病。

天门冬氨酸氨基转移酶（AST）

正常参考值在 13~35 单位 / 升（U/L）。它主要存在于心肌、骨骼肌、肝脏组织当中，是诊断肝细胞实质损害的主要项目。肝损害时，此酶升高。

肌酐（酶法）[Cr(E)]

正常参考值为 45～84 微摩尔 / 升（μmol/L）。肌酐是人体肌肉代谢的产物，一般由肾脏排出体外。肌酐是评估肾脏功能的重要指标，检测该项是了解肾功能的主要方法。孕妈妈的肌酐可能出现轻度降低。

尿素（Urea）

正常参考值为 2.78～7.14 毫摩尔 / 升（mmol/L）。尿素氮是人体内氮的主要代谢产物，正常情况下，经由肾小球滤过随尿液排出体外。测定尿素的含量可以粗略估计肾小球的过滤功能，是肾功能的主要指标之一。

肝全+肾全

检验报告单　病案号

ID 号

40306558

样本号　20140915AUJ408

女

血

检验项目	结果	单位	参考范围
*钾	4.2	mmol/L	3.5-5.5
*钠	137	mmol/L	135-145
*氯	103	mmol/L	96-111
总二氧化碳	23.3	mmol/L	20.0-34.0
*钙	2.31	mmol/L	2.13-2.70
*肌酐(酶法)	43	↓ μmol/L	45-84
*尿素	3.36	mmol/L	2.78-7.14
*葡萄糖	4.0	mmol/L	3.9-6.1
*尿酸	249	μmol/L	150-357
*无机磷	1.31	mmol/L	0.81-1.45
前白蛋白	195	↓ mg/L	200-400

前白蛋白（PA）

前白蛋白的正常参考值为 200～400 毫克 / 升（mg/L），它反映营养状况、肝功能等指标。孕妈妈要维持正常的生理活动，还要供给胎儿发育需要的营养，孕期前白蛋白略微偏低一点是正常的，建议多吃鸡蛋、牛奶、牛肉、大豆等高蛋白食物来补充。

碱性磷酸酶（ALP）

碱性磷酸酶的正常参考值为 35～100 单位 / 升（U/L）。ALP 在妊娠早期会轻度升高，晚期升高 2～4 倍。ALP 主要用来检测肝脏疾病。数值不在正常范围的，还要注意补钙和维生素 D。

教你看懂乙肝五项化验单

乙型肝炎表面抗原（HBsAg）

正常值为阴性，<0.05。此项可检测体内是否存在乙肝病毒。阳性就表明已经发现"敌情"——体内已经有病毒了。

中国医学科学院
北京协和医学院 北

产科门诊

| 姓 名 | ▇▇ | 年 龄 | 39岁 |

科 别 产科门诊　　　诊 断 妊娠

英文	中文名称
1 HBsAg	*乙型肝炎表面抗原(仪器法)
2 HBsAb	*乙型肝炎表面抗体(仪器法)
3 HBeAg	*乙型肝炎e抗原(仪器法)
4 HBeAb	*乙型肝炎e抗体(仪器法)
5 HBcAb	*乙型肝炎核心抗体(仪器法)
6 HCV-Ab	*丙型肝炎抗体
7 TP-Ab	梅毒螺旋体抗体(仪器法)
8 HIV Ag/Ab	艾滋病病毒抗体及抗原初筛

乙型肝炎表面抗体（HBsAb）

正常值为阴性，<10.0。此项是检测体内是否有保护性。检查结果呈阳性，表明身体对乙肝病毒已经产生免疫力了，是好事。

乙型肝炎e抗原（HBeAg）

正常值为阴性，<1。此项是检测体内的病毒是否复制及具有传染性。如呈现阳性，表示病毒正在积极"扩军"，传染性强。

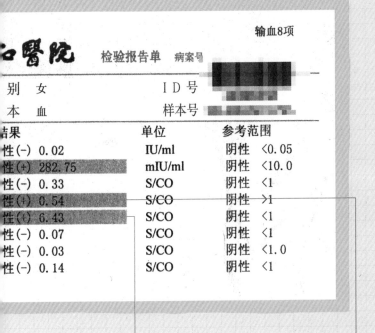

输血8项

口醫院　检验报告单　病案号

别　女		ID号	
本　血		样本号	

结果		单位	参考范围
性(-) 0.02		IU/ml	阴性 <0.05
性(+) 282.75		mIU/ml	阴性 <10.0
性(-) 0.33		S/CO	阴性 <1
性(+) 0.54		S/CO	阴性 >1
性(+) 6.43		S/CO	阴性 <1
性(-) 0.07		S/CO	阴性 <1
性(-) 0.03		S/CO	阴性 <1.0
性(-) 0.14		S/CO	阴性 <1

乙型肝炎核心抗体（HBcAb）

正常值为阴性，<1。此项是检测体内是否感染过乙肝病毒。如呈现阳性，表示感染的过去式或现在进行时，核心抗体是个永久性的烙印，只要曾经感染过乙肝病毒，就会持续存在。

乙型肝炎 e 抗体（HBeAb）

正常值为阴性，>1。此项是检测体内的病毒是否受到抑制。

凝血检查，预测凝血是否障碍

教你看懂凝血检查化验单

产科门诊

北京协和醫院

产科门诊

岁

宫内中孕

英文	中文名称	结果
1 PT	凝血酶原时间	11.3
2 PT%	凝血酶原活动度	98.2
3 INR	国际标准化比值	0.94
4 Fbg	纤维蛋白原	4.06
5 APTT	活化部分凝血活酶时间	25.4
6 APTT-R	活化部分凝血活酶时间比值	0.94
7 TT	凝血酶时间	16.9

凝血酶原时间（PT）

参考范围为10.4~12.6秒（s）。凝血酶是由凝血酶原被激活而来的，凝血酶原时间主要反映外源性凝血是否正常。

活化部分凝血活酶时间（APTT）

参考范围为22.7~31.8秒（s）。APTT主要反映内源性凝血是否正常。

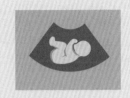

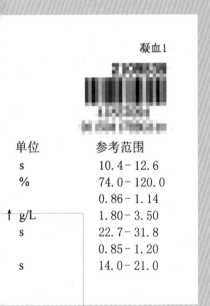

凝血1

单位	参考范围
s	10.4 - 12.6
%	74.0 - 120.0
	0.86 - 1.14
↑ g/L	1.80 - 3.50
s	22.7 - 31.8
	0.85 - 1.20
s	14.0 - 21.0

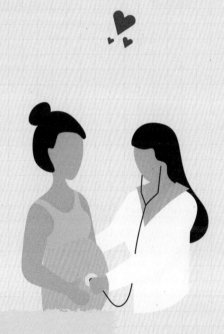

纤维蛋白原（Fbg）

参考范围为1.80~3.50克/升（g/L）。Fbg是血液中含量最高的凝血因子，既是凝血酶作用的底物，又是高浓度纤溶酶的靶物质，在凝血系统和纤维蛋白溶解系统中同时发挥重要作用。超出正常范围有患感染、炎症或肝脏疾病的可能。

测血型，预防新生儿溶血病

教你看懂测血型化验单

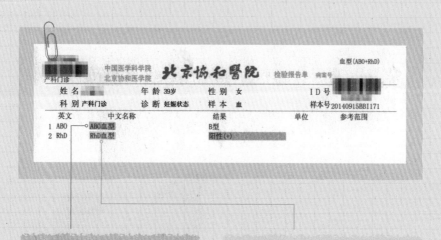

ABO 血型

按照红细胞表面是否有 A、B 抗原而分为 A 型、B 型、AB 型、O 型，其中 O 型血的人比较常见。

RhD 血型

凡是人体血液红细胞上有 D 抗原者，为 Rh 阳性，反之为 Rh 阴性。这样就使 A、B、O、AB 四种主要血型分别被划分为 Rh 阳性和 Rh 阴性两种。

Rh 血型系统

　　Rh 血型系统是红细胞血型中最复杂的一个系统。Rh 抗原有 50 多种，其中 D、E、C、c、e 五种与临床关系密切。红细胞上没有 D 抗原的，为 Rh 阴性，被称为"熊猫血"，如果其他四种抗原也没有，则称为"黄金血型"，非常罕见。

珍贵的"熊猫血"

据有关资料介绍，Rh 阳性血型在中国汉族及其他大多数少数民族人口中约占 99.7%，个别少数民族中约为 90%；而 Rh 阴性血型比较稀有，在中国全部人口中只占 0.3%~0.4%，所以 Rh 阴性血型又被称为"熊猫血"，其中 AB 型 Rh 阴性血更加罕见，仅占中国总人口的 0.034%。

ABO 溶血病

如果准爸爸是 A、B 或者 AB 型血，孕妈妈是 O 型血，且有过流产史，怀孕时就应该想到这个问题，必要时要征求医生的意见。调查资料显示，中国有 30% 的妊娠存在血型不合，新生儿溶血病的发病率为 11.9%，但是很少有严重病例发生。

血型	抗原（凝集原）	抗体（抗凝集素）
A	A	抗 B
B	B	抗 A
O	无	抗 A、抗 B
AB	A、B	无

从上面的表格可以看到，O 型血的孕妈妈体内已经存在抗 A、抗 B 抗体，假如胎宝宝是 A 或 B 型血，即母子血型不合，那孕妈妈血液内的抗 A、抗 B 抗体就会通过脐带进入胎宝宝体内，发生抗原抗体反应，从而导致溶血。

但是，并非所有的母子 ABO 血型不合都会引起溶血，只有孕妈妈体内的抗 A、抗 B 抗体的水平足够高才会发生溶血现象。因此，怀孕时如果发现宫内出现可疑溶血的表现时，可以通过检测孕妈妈体内的抗 A、抗 B 抗体的水平来预测 ABO 溶血发生的可能性。需要注意的是，由于 A、B 血型物质广泛存在于自然界某些植物、寄生虫和细菌中，O 型血的孕妈妈通常在第一胎妊娠前即可受到自然界中 A、B 血型物质的刺激而产生抗 A、抗 B 抗体，是母体自带的，与怀孕本身无关，因此 ABO 溶血病发生在第一胎，多为轻症。

Rh 溶血病的形成

如果准妈妈是 Rh 阴性血，血液中没有 Rh（D）抗原，而准爸爸是 Rh 阳性血，血液中含有 Rh（D）抗原，胎宝宝的血型可能遗传妈妈也可能遗传爸爸。

如果胎宝宝遗传了准爸爸的 Rh（D）抗原，那么就属于 Rh 阳性血，胎宝宝的 Rh（D）抗原就像是一种异物，会刺激准妈妈的体内产生抗体。

抗体和抗原是"天敌"，如果准妈妈体内的抗体通过血液循环从胎盘进入宝宝体内，和宝宝的 Rh（D）抗原相遇，就会攻击胎宝宝的红细胞，使红细胞破裂，导致胎儿溶血性贫血、低蛋白血症、水肿胎，甚至胎死宫内等，这种情况就叫作 Rh 溶血病。

如果准妈妈是 Rh 阴性血，怀一胎的时候一般不会发生溶血病，但如果怀上了二胎并且胎宝宝是 Rh 阳性血，那就有发生 Rh 溶血病的可能。

这是因为怀一胎时，准妈妈第一次接触 Rh（D）抗原，这时候只会产生少量抗体，一般不会引起很严重的后果；但在怀第二胎的时候，准妈妈再次接触 Rh（D）抗原，这时候会迅速产生大量抗体，容易引起严重后果。

NT 检查，早期排畸很重要

帮你读懂 NT 值

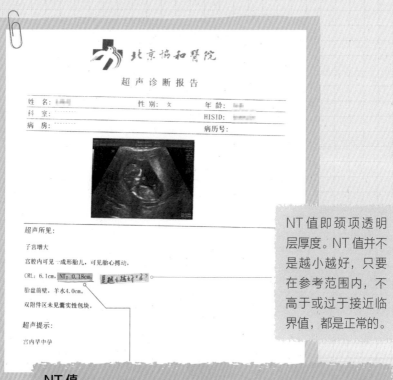

NT 值即颈项透明层厚度。NT 值并不是越小越好，只要在参考范围内，不高于或过于接近临界值，都是正常的。

NT 值

NT 检查是孕早期的排畸检查，用于评估胎儿患唐氏综合征的风险，就是早期唐筛。一般来说，只要 NT 的数值低于 3 毫米，都表示胎儿正常，无须担心。而高于 3 毫米，则要考虑唐氏综合征、特纳综合征等的可能。那么就一定要做好绒毛活检或者羊膜腔穿刺的检查，以进一步排查畸形。

避坑指南 我的产检备忘录

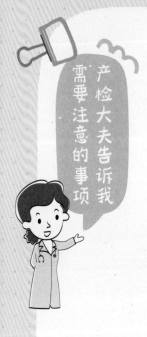

产检大夫告诉我需要注意的事项

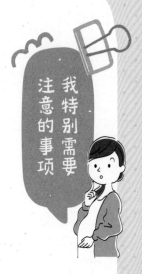

我特别需要注意的事项

高频问答

建小卡检查有哪些疑问？

产前检查已经有 B 超、抽血化验这些项目了，还有什么需要详细告诉医生的吗？

苹果妈问

马大夫答

产前筛查的风险评估可不仅仅是通过 B 超和抽血化验就能一清二楚的，孕妈妈的年龄、身高、体重、腹围、孕周、个人史（比如是否抽烟、是否患有糖尿病及高血压），以及生育史等，都可能影响母胎安全。只有了解清楚全面的信息，医生才能做出合理的孕期指导。

生第一个孩子的时候一切安好，那怀第二个孩子应该可以少做些产前检查了吧？

云云妈问

马大夫答

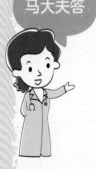

　　无论是一胎、二胎，还是三胎、四胎，都应该定期接受产检。"二胎"并不是"一胎"的复制粘贴，"二胎"生命体的基因构成不会和"一胎"一模一样，而孕妈妈的生理状况也处在不断变化中，只有定期产检，才能跟踪了解母胎状况，保障二者的健康。此外，35 岁以后，不论是初产妇还是经产妇，怀孕风险都会相对升高，胎儿染色体畸变率变高，因此做好产检更加必不可少。

每个孕妈妈都要做 HCG 和孕酮（也称黄
体酮）检查吗？

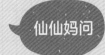

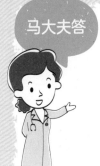马大夫答

　　有的女性怀孕初期 HCG 比较低，用验孕试纸测出的线条颜色比较浅，无法判断是否怀孕。此时，才建议去医院验血，通过分析 HCG 和孕酮来判断是否怀孕。如果通过尿检就能确认怀孕，就不用再抽血验孕了。此外，有过流产史、不易受孕的女性需要做这项检查，特别是如果有阴道出血、腹痛等不适现象的，更应该做。根据这两项指标，在医生的建议下补充黄体酮，监测胎宝宝的发育情况。

听说阴道 B 超容易导致流产，是真的吗？

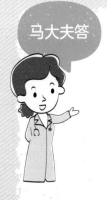马大夫答

　　阴道 B 超并不会导致流产，但也不是每个孕妈妈都适合做，具体需要遵从医嘱。阴道接近子宫和卵巢，阴道 B 超的图像更清晰，分辨率也高，可清晰观察到细小病变，并能探测到子宫及卵巢血流情况，因此检查结果较准确，特别适合用于检查卵泡发育情况、观察早期异位妊娠等。一般来说，有阴道出血的孕妈妈不宜做阴道 B 超。

血常规查出贫血怎么办?

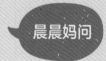
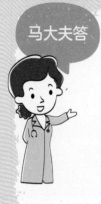
马大夫答

　　血常规检查时若发现有严重的贫血,医生可能会让孕妈妈做以下检查。

　　1. 根据血常规结果判断贫血类型,检查孕妈妈体内铁、叶酸、维生素 B_{12}、其他微量营养素的含量,以及寄生虫和病毒感染情况等,尽快查找并明确贫血原因。

　　2. 必要时做腹部 B 超,辅助诊断孕妈妈是否有营养吸收障碍的可能。

　　3. 测定血压、炎性指标、肝功能、肌钙蛋白及心功能等,排除贫血并发症的可能。

　　4. 若贫血随孕期进行性加重,或经补充铁剂治疗后无好转,应做骨髓穿刺检查,排除血液系统的其他疾病。

　　5. 若由其他并发症引起贫血,应做相应的检查。如有黑便时应做便常规及隐血试验,进行钡餐检查或胃镜检查,排除上消化道出血。如有血尿,应检查肾功能及尿常规,排除慢性肾炎的可能。

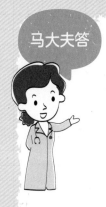马大夫答

首要解决的问题是查明导致妊娠期贫血的原因

只有找准了发病原因，才能阻止贫血的进一步发展。例如，失血过多的孕妈妈首先需要解决失血的问题，必要时需进行输血治疗。

最常见的缺铁性贫血

补充铁剂：由于大部分孕妈妈的贫血都是由体内缺铁而引起的，因此孕妈妈需要补充足量的铁剂。建议孕妈妈在补铁后定期进行血常规和体内铁含量（如血清铁或血清铁蛋白）的检查，以便调整补铁剂量。医生会根据孕妈妈贫血症状的轻重确定复查的间隔时间和次数，孕妈妈遵照医嘱执行即可。另外，需要提醒的是，血红蛋白指标恢复正常后至少持续 4~6 个月方可停药，这样是为了补足体内的铁。

食补：进食含铁丰富的食物，如动物的肝脏、牛肉、虾、谷物等。一般来讲，血红素铁比非血红素铁更容易被人体吸收。

一日三餐中应该有瘦畜肉，每周食用 1 次动物血或畜禽的肝肾。此外，还应同时摄入含维生素 C 较多的蔬菜和水果，以提高铁的吸收率和利用率。

NT 检查，需要注意哪些问题？

做 NT 检查需要注意什么？

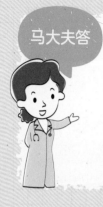

马大夫答　　做 NT 检查不需要特别的准备工作，可以吃早餐。因是腹部彩超检查，不用憋尿。检查期间需要宝宝的配合，位置不好会影响检查效果，所以有时会叫孕妈出去走动走动再做检查。有时还会按压孕妈的肚子，这是医生要把宝宝弄醒，叫他翻身。整个检查时间要根据宝宝的配合程度而定，一般为 20~30 分钟。

为什么做 NT 检查的最佳时机是孕 11 周~13 周 +6 天？ 米粒妈问

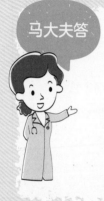

马大夫答　　NT 检查在孕 11 周之前做，胎宝宝比较小，在 B 超检查时看不出来；如果检查过晚，胎宝宝的淋巴系统会吸收过多的液体，使得检查结果缺乏准确性。所以，NT 检查最好在孕 11~13^{+6} 周做。假如有的孕妈妈错过了 NT 检查的最佳时间，不必过分担忧，中期还有唐氏筛查及大排畸检查，可以取得更深入的排畸检查效果。

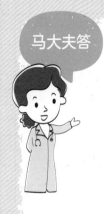

马大夫答

对于 NT 增厚的胎儿，比较常见的可能性是染色体畸形（主要是 21- 三体综合征）或者心血管畸形。对于染色体畸形，NT 属于筛查项目，不是确诊检查。如果 NT 增厚了，属于染色体畸形高危，那么应该进行染色体检查，包括有创的羊膜腔穿刺、脐带静脉血穿刺及无创的产前基因检测。

有创检查是指要对子宫羊膜腔进行穿刺，属于确诊试验。而无创检查只需要抽孕妇的血，从中分离出胎儿血液成分，进行染色体检查。无创检查对 21- 三体、18- 三体畸形的敏感性、特异性很高，能达到 99% 以上，但对其他染色体畸形的敏感性可能较差，而且无创检查只是准确率很高的筛查，也不是确诊试验。

NT 增厚的孕妇，如果染色体正常，胎儿还可能有心脏缺陷的风险。所以，NT 增厚是 18～22 周进行胎儿心脏彩超检查的指征。

门诊来不及说的小知识

生活养胎大小事

掌握缓解疲劳困乏的技巧

1. 及时休息

孕妈妈一个人身挑两副担子，非常容易疲劳，所以孕妈妈要学会及时休息，缓解疲劳。即使工作中的孕妈妈没有感到疲劳，也要每小时休息 1 次，哪怕是 5 分钟也好。

2. 在脚下垫上小凳子

需要长时间坐着的孕妈妈可以在脚下垫上小凳子，这样能够抬高脚的位置，避免水肿的发生。孕妈妈尽量不要久坐，可以频繁地调整姿势，让腰部、脚部活动活动。

3. 动作放慢

随着胎宝宝的慢慢长大，孕妈妈的血液循环会受影响。孕妈妈在突然站立、向高处伸手放东西或者拿东西时，容易发生眼花或脑缺血，导致摔倒，所以孕妈妈行动时要放慢动作。

4. 良好的睡眠

孕妈妈最好保证每天 8~10 小时的睡眠，孕早期的睡姿没有特别要求，以舒适为宜，孕晚期则建议左侧卧位，尽量避免仰卧或俯卧。容易失眠的孕妈妈可以睡前喝杯温热的牛奶或一小碗小米粥，奶制品和小米中含有的色氨酸有助于睡眠。睡前将灯光调暗，拉上厚厚的窗帘隔绝噪声也有助于睡眠氛围的营造。

产检正常的孕妈妈，多动动，更保胎

1. 孕期运动好处多

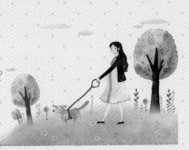

- 让孕妈妈保持好心情。
- 有利于正常妊娠和顺利分娩。
- 避免孕期肥胖，有利于产后恢复。
- 促进胎宝宝的大脑发育。
- 有利于胎宝宝养成良好的性格。

2. 孕期运动要循序渐进，量力而行

孕妈妈每天的运动时长和运动强度，要根据当天的身体状态和承受能力而定，以不累、轻松、舒适为限度。做动作时要注意把握运动量、运动频率及动作幅度。孕妈妈要避免进行任何易伤害到腹部的运动，如腹部着地、腹部挤压等。

孕妈妈要注意，尽量避免长时间憋气行为，以免对胎宝宝不利。双胞胎的孕妈妈身体负荷原本就大，更要注意运动强度。

3. 出现哪些情况时必须停止运动?

做任何运动时，孕妈妈一定要注意身体的警告，如果运动中感到疼痛、不舒服、晕眩或呼吸困难，要立即停止。如果停止运动后仍有不适感，则应立刻就医。

选衣服实战篇

选裤子要注意腰围的变化

在选购裤子的时候要选择腰围可以调整的那种，有的是腰部带松紧带的；有的是腰部有可以拉伸的带子，从而可以调节腰围的；还有的是靠拉链来改变腰围的。

吊带裤是不错的选择

选择吊带裤一来可以省去系腰带的麻烦；二来不会束缚肚子，不会给胎宝宝带来压力和负担，有利于胎宝宝的健康成长。

选择舒适的平底鞋

孕妈妈由于体型的变化，穿高跟鞋走路会比较累，而且容易引起腰痛，加重下肢水肿。此外，穿高跟鞋走路时，孕妇不容易保持身体平衡，容易摔倒或扭脚。建议孕妈妈日常以穿着舒适的平底鞋为主，即使非要穿高跟鞋的话，也要选择尽可能低的鞋跟。

内裤选择：纯棉→高腰→前腹加护

怀孕 1～3 个月： 普通纯棉内裤。孕妈妈的身体没有明显变化，还可穿普通的纯棉内裤。

怀孕 4～7 个月： 高腰内裤。孕妈妈的腹部明显鼓起，外观开始变化，可以穿能包裹整个腹部的高腰孕妇内裤。

怀孕 8～10 个月： 前腹加护内裤。孕妈妈腹壁扩张，特别是到第 10 个月时，变大的子宫会向前倾，腹部更加突出，选择有前腹加护的内裤会比较舒适。

进入孕中期，安全运动，适度增加运动量

这个时期是整个孕期锻炼的关键阶段，此时流产概率降低，胎宝宝不是很大，孕妈妈身体尚未笨重，早孕反应也得到改善或消失，所以该阶段可适度增加运动量。

运动指南

1. 在身体许可的情况下加大运动量，增强体能，同时也要适当放松，劳逸结合。

2. 每周锻炼 3~4 次，强度循序渐进，除了正常的散步外，这时候可以根据自身的体能和习惯，进行有规律的运动，像慢跑、跳舞、游泳、韵律操、瑜伽、普拉提等都是很好的锻炼方式。瑜伽中的力量体式练习和普拉提的器械练习都可以很好地增强心肺功能。

3. 虽然此时的运动强度可以增大，但安全仍然是第一准则。热身、运动中监测心率、观察体温，以及运动结束时的放松都是必不可少的。孕妈妈自己一定要掌握好度和量，不要勉强，有条件的话建议在专业老师指导下练习。

4. 即便在孕中期，也并非所有的孕妇都适合运动。如果孕妈妈有心脏病、妊娠期高血压疾病等明确的禁忌证，需遵医嘱再进行适当的运动。

这样吃妈瘦娃壮 营养与食谱

　　孕期饮食要重质、重营养均衡。主食中可以适当增加全谷物和杂豆类食物（如玉米、燕麦、红豆等），不仅可以预防孕期便秘，还能预防体重增长过快。在怀孕早期，急性感染弓形虫会给胎儿造成不利影响，因此食用所有肉类时，都必须烹饪熟透。

主打营养

钙和维生素D：有助于胎宝宝骨骼发育。

脂肪：胎宝宝生长迅速，需要补充脂肪。

蛋白质：胎宝宝脑细胞发育、肌肉组织增长都需要大量的蛋白质。

材料

胡萝卜……180克
猪瘦肉……120克
葱丝、姜丝……各4克
盐、生抽……各少许

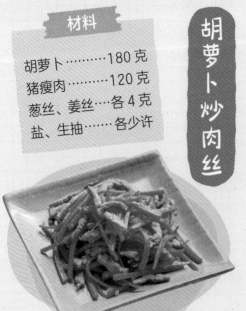

胡萝卜炒肉丝

做法

1　胡萝卜洗净，切丝；猪瘦肉洗净，切丝，用生抽腌渍5分钟。

2　锅内倒油烧至七成热，用葱丝、姜丝炝锅，下入肉丝翻炒至变色，再放入胡萝卜丝煸炒，加盐和适量水稍焖至熟即可。

胡萝卜土豆羊肉焖饭

材料

羊腿肉…………50克
胡萝卜…………150克
土豆……………100克
大米……………250克
葡萄干…………10克
熟黑芝麻………少许
亚麻籽油………10克
酱油……………10克
盐………………适量

做法

1. 羊腿肉洗净后切丁；胡萝卜、土豆洗净，去皮，切块；大米淘洗干净后浸泡40分钟备用。

2. 锅置火上，倒入亚麻籽油，加入羊肉丁轻轻滑炒，待羊肉丁断生后放入胡萝卜块、土豆块后略翻炒，淋入少量酱油增香，加盐调味。

3. 电饭锅中倒入大米、适量清水，再加入炒好的菜，撒上葡萄干和熟黑芝麻，按下"蒸饭"键，煮熟即可。

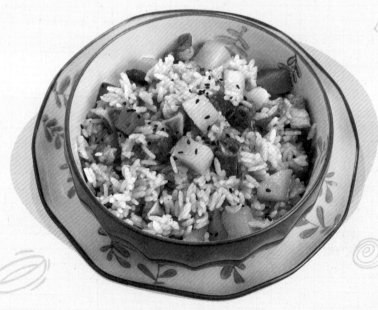

此时期是胎宝宝快速发育期，孕妈妈的早孕反应逐渐消失，胃口变得好起来。饮食上要注意均衡，适当增加热量，避免吃太多甜食，多吃富含膳食纤维的食物。

主打营养

锌： 胎宝宝的生殖器官迅速发育，需要较多的锌。

钙、磷、维生素 D： 促进胎儿骨骼的发育。

蛋白质： 子宫和乳房不断增大，补充蛋白质有助于肌肉组织的增长。

维生素 C、维生素 E： 增加皮肤弹性，预防妊娠纹。

南瓜牛肉汤

材料

南瓜 ⋯⋯⋯⋯ 300 克
牛肉 ⋯⋯⋯⋯ 250 克
盐 ⋯⋯⋯⋯⋯ 适量
葱花、姜丝 ⋯⋯ 各适量

做法

1 南瓜去皮及瓤，洗净，切块。

2 牛肉洗净，去筋膜，切方块，沸水焯至变色，捞出，去血沫。

3 锅内倒入适量清水，大火烧开，放入牛肉块和姜丝，大火煮沸，转小火煮约 1.5 小时，加入南瓜块再煮 30 分钟，加盐调味，撒上葱花即可。

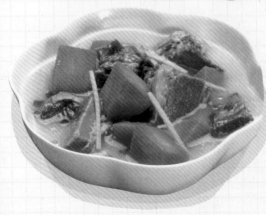

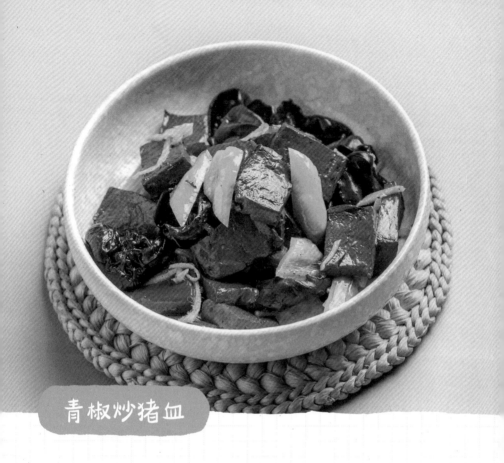

青椒炒猪血

材料

猪血 …………… 300 克
柿子椒（青椒）‥40 克
水发木耳 ……… 40 克
葱段 …………… 适量
姜丝 …………… 适量
盐 ……………… 适量
醋 ……………… 适量

做法

1 柿子椒洗净，去蒂及籽，切片；水发木耳洗净，撕小朵；猪血洗净，切片。

2 锅内倒油烧热，加入姜丝和柿子椒片煸炒片刻，加入木耳、猪血片炒熟，再加入葱段、盐和醋调味即可。

解压笔记

拍个照吧，记录一下此刻的心情

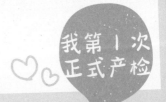

我第1次正式产检

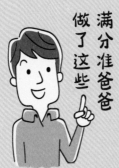

满分准爸爸做了这些

- ☑ 如果孕妈因为早孕反应不能闻油烟味，准爸爸要主动展现厨艺，为孕妈妈做美味饭菜。

  补充优质蛋白、缓解孕吐：西蓝花炒虾仁、番茄炖牛腩、甜椒牛肉丝、清蒸黄花鱼、番茄蛋花汤。

- ☑ 给老婆准备合适的内衣裤。孕妈妈孕期腹部和胸部逐渐变大，需要及时调整内衣裤的尺码。

- ☑ 帮老婆准备好产检材料，产检时带上水和零食。有些热门的医院可能孕12周去建档就晚了，要提前打听清楚。

第 3 章

孕 4~5 月 17~20周
唐氏筛查

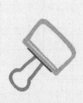

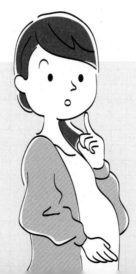

产检早知道 产检项目清单

检查项目	检查目的
体重检查	监测体重，超标或过低都不好
血压检查	是否患有妊娠期高血压或妊娠期低血压
测量宫底位置	了解胎宝宝生长情况
多普勒听胎心音	了解胎宝宝心跳情况
血常规	检查有无贫血、感染等情况
尿常规	了解泌尿系统情况
唐氏筛查（一般安排在15～20周进行）	通过筛查来判断胎儿患唐氏综合征、神经管畸形的风险
无创产前检测（针对高风险人群）	筛查胎儿的染色体是否异常
羊膜腔穿刺术（针对高风险人群）	诊断胎儿的染色体和基因疾病

唐氏筛查

重点
产检项目

　　唐氏综合征是一种染色体异常导致的疾病，会造成患儿身体多种畸形，运动、语言等能力发育迟缓，智力严重障碍，多数伴有各种复杂的疾病，如心脏病、甲状腺疾病、弱视、弱听等，且生活不能自理。因此，应在孕期进行唐氏筛查。

　　孕妈妈在15～20周可抽血做唐氏综合征筛查，并结合 NT 筛查的结果一起判断。

产检月计划 让产检更顺利

孕5月手记

本月要做的事情
已完成的事情在 □ 内标上 ✓

准备孕期内衣、内裤，不要穿紧身衣 □

保持每天散步30分钟 □
可去公园等空气清新、风景宜人的地方。

做好饮食调理、体重增长记录 □

记录胎教日记 □
包括日期、孕期、孕妈妈身体状况与情绪、胎动开始
的日期、每小时胎动次数、胎儿的反应等。

留意胎动，跟准爸爸一起与胎宝宝交流 □

当感觉到腹中的宝宝踢你的时候，轻轻抚摸肚子来回
应他。另外，别忘了和老公一起分享这份幸福。

唐氏筛查报告单分析

血清学产前筛查报告单

姓名:		出生日期:		预产年龄:	
胎儿数:	1	末次月经:		孕周计算基于:	CRL
送检单位:		门诊卡号:			

样本信息

样本编号:	29954		采样日期:	
体重:	72	kg	采样时孕周:	16周5天
B超日期:			B超孕周:	12周0天
CRL:	53 mm		BPD:	

样本测试项目:

标记物	结果	单位	校正MoM
AFP	24.93	U/mL	0.91
HCGb	13.18	ng/mL	1.04
uE3	3.31	nmol/L	0.74

风险计算项目

筛查项目:	21—三体综合征		
筛查结果:	低风险		
风险值:	1:1500	年龄风险:	1:510
风险截断值:	1:270		

筛查项目:	18—三体综合征		
筛查结果:	低风险		
风险值:	1:40000	年龄风险:	1:4600
风险截断值:	1:350		

筛查项目	NTD	
筛查结果:	低风险	
风险值:		
风险截断值:	AFP=2.5MoM	

NTD 筛查结果

"低风险"表明胎儿有神经管缺陷的概率很低。即使结果出现了高风险，也不代表胎儿一定会有神经管缺陷，还需要进行超声筛查。

AFP

甲胎蛋白是卵黄囊及胎儿肝脏合成的一种特殊蛋白，如果胎宝宝是无脑儿或患脊柱裂，孕妈妈血中 AFP 含量会超出正常值。这种物质在怀孕第 6 周就出现了，随着胎龄增长，孕妈妈血中的 AFP 含量越来越多。胎宝宝出生后，妈妈血中的 AFP 含量会逐渐下降至孕前水平。

HCG

反映人绒毛膜促性腺激素的水平，医生会将这些数据连同孕妈妈的年龄、体重及孕周等，通过计算得出胎宝宝患唐氏综合征的风险。

21- 三体综合征

风险截断值为 1:270。此报告单的孕妈妈此项检查结果为 1:1500，远低于风险截断值，表明胎儿患唐氏综合征的概率很低。

18- 三体综合征

风险截断值为 1:350。此报告单的孕妈妈此项检查结果为 1:40000，远低于风险截断值，表明胎儿患18- 三体综合征的概率很低。

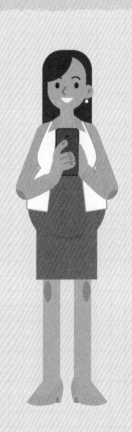

羊膜腔穿刺术

唐氏筛查结果为高危及高龄（35岁以上）的孕妈妈需做羊膜腔穿刺术。施行羊膜腔穿刺的时间，原则上是以孕17～23周为宜，主要是检查胎儿的染色体是否异常，而一些基因疾病也可通过羊膜腔穿刺术得到诊断，如地中海贫血、血友病等。

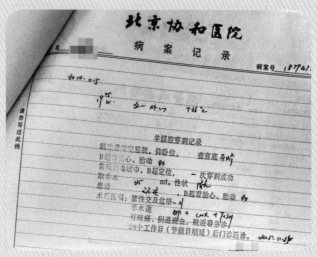

羊膜腔穿刺术检查单

羊膜腔穿刺术是怎么做的？

羊膜腔穿刺术是在B超的引导下，将一根细长针穿过孕妈妈的肚皮和子宫壁进入羊膜腔，抽取羊水进行检验。羊水中会有胎儿脱落的细胞，通过对这些细胞的分析，可以确认胎儿的染色体或基因是否有问题。

需要时间	5～10分钟
疼痛感	打针时的针扎感觉
检查的黄金时机	怀孕17～23周为佳

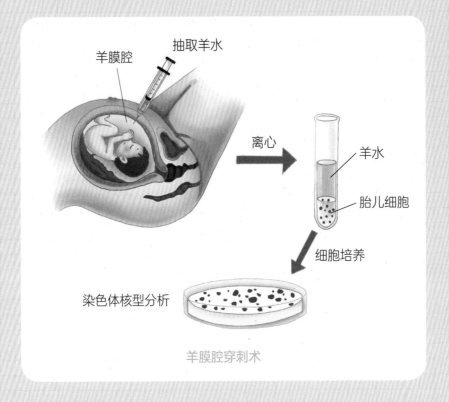

抽取羊水

羊膜腔

离心

羊水

胎儿细胞

细胞培养

染色体核型分析

羊膜腔穿刺术

羊膜腔穿刺术前术后的注意事项

1. 术前 3 天禁止同房；术前 1 天请沐浴；术前 10 分钟请排空尿。

2. 术后至少休息半小时，无不适症状再离开医院。

3. 术后 24 小时内不能沐浴，多注意休息，术后 1 周避免重体力活动，但不要绝对卧床休息；术后半个月禁止同房。

4. 进针的地方可能会有一点点痛，也有人可能会有一点阴道出血或分泌物增加。不过，只要稍微休息几天，症状就会消失，不需要服用任何药物。术后 3 天里如有腹痛、腹胀、阴道流水、阴道流血、发热等症状，请速到医院妇产科就诊。

避坑指南 我的产检备忘录

产检大夫告诉我需要注意的事项

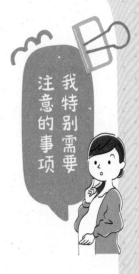

我特别需要注意的事项

高频问答

唐筛、无创 DNA 产前检测、羊穿有什么区别?

唐筛、无创有什么优缺点啊?

可乐妈问

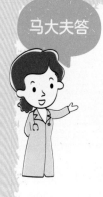

马大夫答

1. 唐氏筛查优缺点

①优点: 经济实惠 (两三百块钱), 无创伤 (只需抽取静脉血)。

②缺点: 检出率及准确性低 (就算最全面的早中期联合筛查也只能检出 80%~90% 的患儿), 假阳性率高 (唐氏筛查结果高危的, 有相当一部分胎儿是正常的)。

2. 无创 DNA 产前检测优缺点

①优点: 无创伤 (只需抽取静脉血)、检出率和准确性高 (能检出 99% 的患儿), 假阳性率低 (无创 DNA 产前检测结果高危的, 经确诊只有极个别不存在异常)。

②缺点: 费用高 (各地收费不同, 一般 1000~3000 元)、检测面窄 (目前针对 21- 三体、18- 三体、13- 三体的准确性高, 性染色体异常的检测准确性稍低, 其他染色体异常的检测准确性有限, 其他染色体异常往往也表现成唐筛高风险)。

我今年 32 岁了，唐筛、无创 DNA 产前检测、羊水穿刺，该如何选择？

嘟嘟妈问

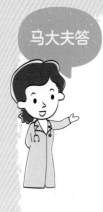

马大夫答

目前建议年龄 35 岁以下且没有不良孕产史的孕妈进行唐筛检查，如果唐筛提示高风险或者临界风险，一般医生会建议进一步通过无创 DNA（即无创 DNA 产前检测）或者羊水穿刺（即羊膜腔穿刺）检查。也有很多孕妈吐槽唐筛准确率太低，唐筛检查出来高风险，让人提心吊胆，结果又做了无创 DNA 是低风险。有条件的孕妈可以直接选择无创 DNA，结果更准确，也更放心。

35 岁以上的高龄产妇或者孕早期 NT 检查异常的孕妇，都属于高危人群，最好直接进行无创 DNA 或者羊水穿刺检查。

羊水穿刺有什么风险吗？

彤彤妈问

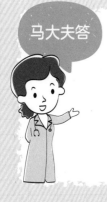

马大夫答

羊水穿刺可能有感染、损伤胎儿、流产等风险，孕妇在进行羊水穿刺时要选择正规的医院进行，避免造成不良后果。需要做羊水穿刺的孕妈妈也不必过分担心，羊水穿刺虽然是侵入性检查，但穿刺过程由 B 超引导，一般不会对胎儿造成伤害，导致流产和宫内感染的风险很小。

门诊来不及说的小知识

生活胎教大小事

及早预防妊娠纹

控制好体重的增长速度是根本

孕中、晚期每个月体重增长不要超过 2 千克，不要让体重在某一个时期暴增，以免使皮肤在短时间内拉伸过度，导致真皮层结缔组织损伤、胶原纤维和弹性纤维破坏，从而出现过多的妊娠纹。

适当运动

预防妊娠纹最关键的一环就是运动，可以饭后在小区内散步，要是没有时间去户外的话，室内运动也是可以的。预防妊娠纹，瑜伽、游泳、健身操都是不错的选择，贵在坚持，不要前功尽弃。

按摩增加皮肤弹性

从怀孕初期就坚持在容易出现妊娠纹的部位进行按摩，增加皮肤的弹性。按摩油最好选用无刺激性的橄榄油或婴幼儿润肤油。

补充蛋白质和胶原蛋白

怀孕期间多吃一些牛奶、鸡蛋、鱼肉等含蛋白质和胶原蛋白丰富的食物，增加皮肤的弹性，降低妊娠纹出现的概率。

抚摸胎教：轻抚肚皮，让胎宝宝感受你的爱

怎么做抚摸胎教？

刚开始做抚摸胎教时，准爸爸或孕妈妈可以先用手在腹部轻轻抚摸，抚摸时顺着一个方向直线运动，不要绕圈，然后用手指在胎宝宝的身体上轻压一下，给他适当的刺激。

胎宝宝习惯后，反应会越来越明显，每次抚摸都会主动配合。每次抚摸开始时，可以跟着胎宝宝的节奏，他踢到哪里就按哪里。重复几次后，换一个他没有踢到的地方按压，引导他去踢，慢慢地，胎宝宝就会跟上准父母的节奏，按到哪踢到哪。

准爸妈在做抚摸胎教时要注意，动作一定要轻柔，而且抚摸的时间不能过长，每次以不超过 5 分钟为宜。

让大宝摸摸大肚皮

有的大宝看到准爸爸听胎动时会好奇，这时孕妈妈可以把大宝拉过来，让他（她）贴在肚子上，抓着他（她）的小手轻轻抚摸肚子，然后教大宝对肚子里的二宝说，"宝宝，我是你哥哥（姐姐）"，让大宝知道他（她）快当哥哥（姐姐）了。

什么情况下不宜做抚摸胎教？

1. 胎动频繁时。胎动频繁时最好不要做抚摸胎教，要注意观察，等待宝宝恢复平静再进行。

2. 出现不规则宫缩时。孕晚期，子宫会出现不规律的宫缩，宫缩的时候肚子会发硬。孕妈妈如果摸到肚皮发硬，就不要做抚摸胎教了，等到肚皮变软了再做。

3. 习惯性流产、早产、产前出血及早期宫缩。孕妈妈如果有习惯性流产、早产、产前出血及早期宫缩的现象，则不宜进行抚摸胎教。

这样吃妈瘦娃壮 营养与食谱

　　孕妈妈整个孕期对铁的需求量都比较大，铁的摄入不足不仅会影响胎宝宝的智力发育，还容易发生早产和胎儿低出生体重等。孕妈妈缺铁性贫血严重，还会增高妊娠期高血压的发病率，甚至引起分娩时宫缩不良、产后出血、失血性休克等。

主打营养

铁：预防孕妈妈出现缺铁性贫血。

钙、蛋白质：这个阶段胎宝宝生长迅速，也是骨骼发育关键期，需补充足量的钙和蛋白质。

DHA、维生素A：有利于胎宝宝神经细胞和视网膜的发育。

材料

水发海带……250克
猪里脊…………50克
盐、酱油……各适量

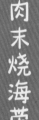

肉末烧海带

做法

1. 水发海带洗净，切丝；猪里脊洗净，切肉末。

2. 炒锅置火上，倒入油烧至七成热，加肉末炒熟。

3. 倒入海带丝翻炒均匀，加酱油和少许清水烧至海带软烂，用盐调味即可。

柿子椒炒牛肉片

牛瘦肉 ⋯⋯⋯ 150 克
柿子椒 ⋯⋯⋯ 300 克
胡萝卜 ⋯⋯⋯ 90 克
花椒粉 ⋯⋯⋯ 适量
淀粉 ⋯⋯⋯⋯ 适量
香油 ⋯⋯⋯⋯ 适量
酱油 ⋯⋯⋯⋯ 适量
盐 ⋯⋯⋯⋯⋯ 适量

做法

1 牛瘦肉用水冲洗一下、切片；柿子椒洗净，切片；胡萝卜洗净，切片。

2 牛瘦肉片加花椒粉、淀粉、香油和酱油抓匀，腌渍 15 分钟。

3 锅置火上，倒入适量油烧热，下入牛肉片煸熟，放入柿子椒片和胡萝卜片炒至断生，加盐调味即可。

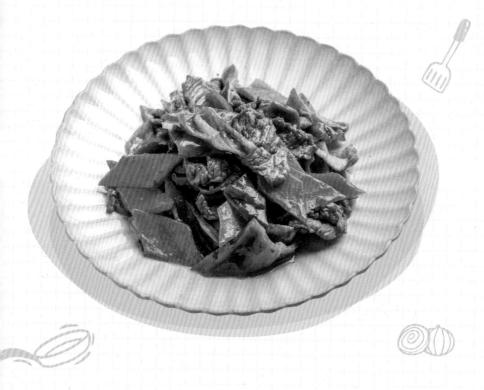

解压笔记

拍个照吧，记录一下此刻的心情

我第 2 次
正式产检

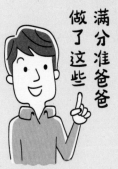

满分准爸爸
做了这些

- ☑ 孕 5 个月开始补充二十二碳六烯酸（DHA），饭后 1 小时吃，每周准备 1~2 次深海鱼。
- ☑ 孕 5 个月胎儿可以听到声音了，准爸爸可以跟孕妈妈一起做胎教，当感觉到有胎动时，准爸爸轻轻触摸胎儿，抚摸时可以聊天、唱歌、讲故事。
- ☑ 孕妈妈可能出现妊娠纹，准备妊娠油，帮老婆涂抹身体。
- ☑ 孕妈妈可能会出现水肿，准爸爸可以在每天临睡前给老婆按摩腰腿，缓解孕期身体酸痛和水肿。

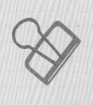

第 4 章

孕5~6月 21~24周
B超大排畸

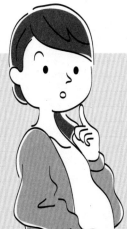

产检早知道 产检项目清单

检查项目	检查目的
体重检查	监测体重，超标或过低都不好
血压检查	判断是否患有妊娠期高血压或妊娠期低血压
多普勒听胎心音	了解胎宝宝心跳情况
测量宫底高度	了解胎宝宝生长情况
血常规	检查有无贫血
尿常规	了解泌尿系统情况
B 超大排畸	筛查胎儿是否有畸形
阴道超声测量	早产高危人群需要做，可通过阴道超声测量宫颈长度、评估宫颈情况

B 超大排畸

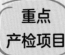

重点
产检项目

　　B 超大排畸是通过超声检查了解胎宝宝组织器官的发育情况，主要排除先天性心脏病、唇裂、多趾、脊柱裂、无脑儿等先天性畸形。一般在孕 20~24 周做，因为这个时候，胎儿在子宫内的活动空间比较大，方便医生观察各器官的外形。

　　做早了，器官还未发育完全；做晚了，胎宝宝长大了，活动空间变小，医生难以找到合适的观察角度。

产检月计划 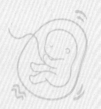 让产检更顺利

 孕**6**月
手记

本月要做的事情
已完成的事情在 □ 内标上 ✓

参加准爸妈培训班 □

怀孕、分娩以及育儿需要夫妻协同应对，因此要和老公一起参加医院和相关机构组织的准爸妈培训班。

如果喜欢和老公一起旅行，就趁现在吧 □

宝宝出生后，就不再是和老公的二人世界了，如果喜欢旅行，最好在身体状态相对稳定的孕中期安排一次轻松的旅行，但不要远行，避免劳累。

重点产检项解读

B 超报告单的各项参数

教你看懂 B 超排畸单

超声诊断报告

姓 名：		性别： 女	年 龄：
科 室：产科门诊			HISID：
病 房：			病历号：

超声所见：

双顶径5.9cm，头围21.2cm，腹围19.3cm，股骨长4.0cm

四腔心可见，胎心规律

胃泡、膀胱、双肾可见，脐带腹壁入口未见异常

脊柱强回声排列未见明显异常

双侧上肢肱/尺/桡骨、下肢股/胫/腓骨可见

上唇形态未见明显异常

胎盘前壁及右侧壁，羊水4.8cm，脐动脉S/D：2.3

超声提示：
宫内中孕

过来人经验谈

做好二维 B 超完全可以起到排畸效果，其实是没有必要做三维、四维超声的。不过，四维彩超可以算是胎宝宝的第一张照片，比较有纪念意义，想要的也可以做一下。

双顶径（BPD）

头部左右两侧之间最宽部位的长度，又称为"头部大横径"。

在孕 5 个月后，双顶径基本与怀孕月份相符合，也就是说，妊娠 28 周（7 个月）时双顶径约为 7.0 厘米，孕 32 周（8 个月）时约为 8.0 厘米。孕 8 个月以后，胎儿的双顶径平均每周增长约 0.2 厘米为正常，足月时一般在 9.3 厘米左右。

头围

测量的是胎儿环头一周的长度，以确认胎儿的发育状况。孕 24 周的胎儿头围为 22±1 厘米，此 B 超单上结果为 21.3 厘米，在正常范围内。

腹围

也称腹部周长，测量的是胎儿腹部一周的长度。孕 24 周的胎儿腹围为 18.74±2.23 厘米，此 B 超单上结果为 19.3 厘米，在正常范围内。

股骨长

大腿骨的长轴，用于推断孕中晚期的妊娠周数。孕 24 周的胎儿股骨长为 4.36±0.5 厘米，此 B 超单上结果为 4.0 厘米，在正常范围内。

避坑指南 我的产检备忘录

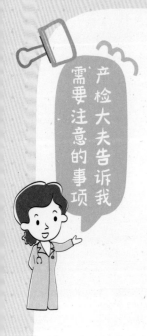

产检大夫告诉我需要注意的事项

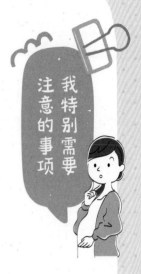

我特别需要注意的事项

高频问答 大排畸会遇到哪些疑问？

大排畸都查什么？

森森妈问

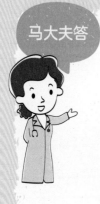

马大夫答

　　大排畸基本可以说是孕期里面各项数据最详尽的B超检查，不过，医院不同，B超单上显示的数据可能不尽相同，不可一概而论，下面罗列一些大排畸可能包括的检查部位。

　　头部：通过对胎儿头部排查，排查脑积水、无脑儿、小头畸形、21-三体的草莓头等异常情况。

　　脊柱：对脊柱裂、脊柱肿块等情况进行排查。

　　面部：对胎儿唇裂、腭裂、小颌畸形、鼻骨缺失等异常情况进行排查。

　　肋骨、锁骨、肩胛骨：对胎儿骨骼发育存在不良情况进行排查。

　　心脏：对胎儿心率、心血管、心律、心脏大小、心脏位置、心脏腔室等情况进行明确，对心脏的畸形进行排查。

　　腹部：对胎儿巨结肠、多囊肾、巨膀胱、内脏外翻、肾内积水、尿道梗阻、脐部肠膨出等异常情况进行排查。

　　肢体：对胎儿肢体畸形情况进行排查。

做大排畸需要准备什么？

松子妈问

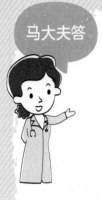
马大夫答

B超大排畸要对宝宝进行上下左右前后多方位观察，通常需要较长时间，同时也需要胎儿体位的配合。

可以通过以下措施让宝宝在做大排畸时动起来。

吃东西：不要空腹做检查，检查前吃点东西、喝点饮料或温水，有助于促进胎儿的运动。

运动：做检查之前适当地活动一下，比如，在楼道里散散步，促进胎儿在宫腔内的活动。

避开胎儿的睡眠周期：胎儿的睡眠周期一般为20～40分钟，睡醒后一般清醒5～20分钟，再接着睡。如果宝宝刚刚很欢快地动过了，最好等10～20分钟后再做，避免正巧在睡眠周期的时候做大排畸检查。

大排畸检查单结果不理想怎么办？

淘淘妈问

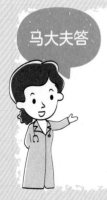
马大夫答

1. 某些部位如果显示欠佳，可在检查后2～4周内再复查一次。

2. 如果因胎位、羊水、母体等因素的影响，在彩超检查中不能很好地显示清楚，报告会说明哪些结构显示欠清。准妈妈如果发现这种情况，可以咨询医生是否需要再做一次检查。

门诊来不及说的小知识
生活胎教大小事

如何缓解孕期疼痛？

头痛

怀孕时，孕妈妈血压发生变化，体内分泌的激素量与原来不同，因此孕妈妈有时候会感到眩晕和头痛。

缓解方法：保证充足睡眠，适当听听音乐，适量运动，可以缓解头痛。如果孕 5 个月以后，头痛越来越严重，同时还有眼花、耳鸣、心悸、水肿等情况，就要小心妊娠期高血压疾病。

韧带疼痛

胎儿越长越大，子宫也随着增大，在韧带拉长的过程中，痛感会伴随着孕妈妈的任何活动，如上床或翻身等。这种疼痛不会对胎宝宝有任何影响，但会令孕妈妈难以忍受。

缓解方法：可以尝试用热敷的方法减轻疼痛。建议做一些舒缓的瑜伽和散步运动，增加肌肉弹性，从而缓解韧带疼痛。

乳房胀痛

很多孕妈妈在孕早期就出现了乳房胀痛的症状。这是怀孕时体内分泌大量雌激素、孕激素，刺激乳腺的发育，为产后泌乳做准备所导致的。

缓解方法：选择型号合适、柔软舒适的棉质胸罩。洗澡后在手掌心涂些护肤油，对乳房进行按摩。

故事胎教：给胎宝宝讲故事

胎宝宝可能会对你讲的故事做出反应

在这个月，胎宝宝已经具有了相当发达的听觉，除了对声音有记忆力之外，胎宝宝还可以分辨出妈妈的声音。在听见外部声音的时候，他的心脏跳动会出现变快或变慢的反应，这是一种学习的表现。孕妈妈可以抓住这一契机，多讲一些有趣的小故事，增强与胎宝宝情感的联结，同时阅读有趣的故事也能让孕妈妈精神放松，心情愉悦。

故事推荐：《孔融让梨》

孔融是孔子的二十世孙。他4岁的时候，邻居送来一筐梨，孩子们都去抢，孔融却站在一旁不动，等别人都拿完了，他才去拿了一个最小的梨。大家奇怪地问他："为什么不拿大梨呢？"他说："哥哥比我年纪大，应该吃大的，而我是弟弟，当然应该吃小的。"大家听了很感动，没想到他这么小就懂得谦让。这件事情一时被传为佳话。

孔融敬兄并非只有这一件事情。他16岁那年，哥哥孔褒的一个朋友叫张俭，因为得罪了宦官侯览，跑到孔融家避难，当时哥哥不在家，孔融就把他藏了起来。后来被官兵发现，朝廷便派人把孔褒和孔融抓起来。孔融说："张俭是我藏起来的，应该由我承担责任，与哥哥无关。"孔褒说："张俭是我的朋友，找我避难，与弟弟无干。"兄弟争着要担责任。

孔融的故事告诉我们，兄弟姐妹应该互相谦让，互相爱护，千万不能因为争强好胜而伤了和气。

这样吃妈瘦娃壮 营养与食谱

　　孕妈妈应注意从膳食中补充蛋白质，孕中期每日以 70 克为宜，孕晚期则要增加至每日 85 克，可选用富含优质蛋白质的食物，如瘦肉类、蛋类、豆类及豆制品等。蔬果中的叶酸和维生素 C 含量比较高，叶酸可以促进人体生成血红蛋白，维生素 C 不仅可以预防妊娠纹的出现，还有利于铁的吸收利用。

主打营养

DHA、牛磺酸： 胎宝宝的大脑发育迅速，DHA 和牛磺酸能促进脑细胞分化。

铁： 孕妈妈自身血容量的增加和胎宝宝的发育都需要大量的铁。

材料

白萝卜、羊肉……各 200 克
蒜薹……………………20 克
姜片、大料………………适量
酱油、盐…………………适量

萝卜烧羊肉

做法

1　羊肉洗净，切块；白萝卜洗净，切块；蒜薹洗净，切段。

2　锅内放油烧热，放入姜片、大料、羊肉块爆炒出香味，再放入适量热水。炖至羊肉快熟时，加入白萝卜块、盐、酱油炖至入味，放入蒜薹段略煮即可。

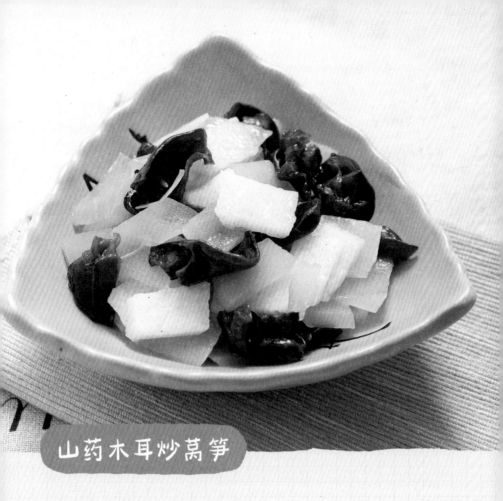

山药木耳炒莴笋

材料

莴笋 …………… 200 克
山药 …………… 25 克
水发木耳 ……… 25 克
葱丝 ……………… 3 克
盐 ………………… 2 克

做法

1 莴笋洗净，去皮，切片；木耳洗净，撕小朵；山药洗净，去皮，切片。
2 山药片和木耳分别焯烫，捞出。
3 锅内倒油烧热，爆香葱丝，倒入莴笋片、木耳、山药片炒熟，放盐调味即可。

解压笔记

拍个照吧，记录一下此刻的心情

我第3次
正式产检

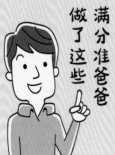

满分准爸爸
做了这些

☑ 孕妈妈肚子一天天变大，平时系鞋带、洗头会比较吃力，准爸爸可及时给予帮助。

☑ 孕24周后孕妈妈对钙需要量更大，可以为她准备牛奶、酸奶、奶酪、虾皮等。

☑ 孕妈妈的肚子越来越明显，睡觉也开始不适，可以帮她准备一个孕妇枕。

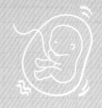

第 **5** 章

孕6~7月 25~28周
妊娠期糖尿病筛查

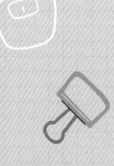
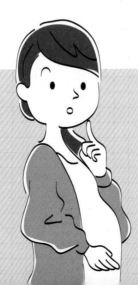
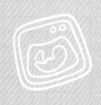

产检早知道 产检项目清单

检查项目	检查目的
体重检查	监测体重，超标或过低都不好
血压检查	判断妊娠期血压是否正常
多普勒听胎心音	了解胎宝宝心跳情况
测量宫高、腹围	了解胎宝宝生长情况
血常规	检查有无贫血、感染等情况
尿常规	了解泌尿系统情况
妊娠期糖尿病筛查	检测孕妈妈是否患上了妊娠期糖尿病

重点
产检项目

妊娠期糖尿病筛查

妊娠期糖尿病是指怀孕前未患糖尿病，而在怀孕时才出现高血糖的现象，发生率为10%～15%。妊娠期糖尿病的筛查一般采取口服葡萄糖耐量试验。

产检月计划 让产检更顺利

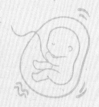

孕7月 手记	本月要做的事情 已完成的事情在 □ 内标上 ✓

在这段时期，剪一个自己喜欢的发型   □

注意低盐饮食，不要摄取过多的水分   □

考虑宝宝的名字   □

有很多父母是在看到出生的宝宝后才确定名字的，但不妨先提前多准备几个备用。

开始准备新生儿用品   □

从儿童床、童车等大型用品到内衣、外套等衣物，在身体状态相对稳定的时期，为宝宝准备最低限度的必需品。

重点产检项解读

口服葡萄糖耐量试验

筛查方法是怎样的?

妊娠期糖尿病的筛查途径是口服葡萄糖耐量试验（OGTT），简称糖耐。糖耐需要喝 1 次糖水，抽 3 次血。

75 克糖耐量试验

禁食禁水 8~14 小时，先空腹抽血，然后将 75 克口服葡萄糖粉溶于 300 毫升温水中，5 分钟内喝完，自喝第一口水开始计时，服糖后 1 小时、2 小时分别抽血测血糖。

诊断结果

空腹血糖 <5.1 毫摩尔 / 升、服糖后 1 小时血糖 <10.0 毫摩尔 / 升、服糖后 2 小时血糖 <8.5 毫摩尔 / 升为正常值。如果有 1 项或 1 项以上达到或超过临界值，就可诊断为妊娠期糖尿病。

糖筛一次过有技巧吗?

做这项检查是为了真实监测孕妈妈的身体状况，因此孕妈妈去做糖筛之前，除了空腹，不需要做特别的准备，不要刻意改变平时的饮食习惯，否则检测就没有任何意义了。如果为了达标而"弄虚作假"，欺骗的不仅是医生，更是你和宝宝。

想要糖筛一次过，我们需要的不是什么临时抱佛脚的独门秘籍，而是从怀孕开始就合理安排饮食，少食多餐、少油少盐、营养均衡，并根据自己的情况选择做一些温和的运动，比如散步、游泳、慢跑、瑜伽等。

教你看懂葡萄糖耐量（OGTT）化验单

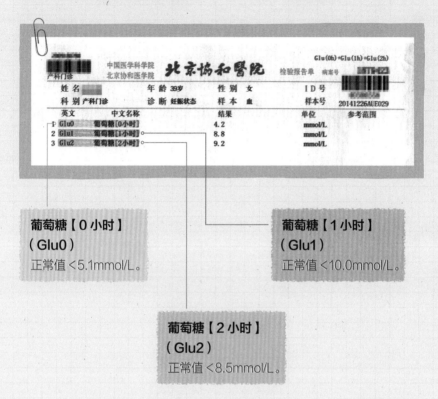

葡萄糖【0小时】（Glu0）
正常值＜5.1mmol/L。

葡萄糖【1小时】（Glu1）
正常值＜10.0mmol/L。

葡萄糖【2小时】（Glu2）
正常值＜8.5mmol/L。

马大夫提醒

妊娠中晚期每周体重增长值

合理饮食控制和适当运动治疗是糖尿病孕妇控制血糖的有效方法，妊娠中晚期在保证孕妇和胎儿合理营养摄入的基础上，应控制体重适当增长。孕前低体重 BMI＜18.5kg/m²，孕中晚期每周体重增长宜控制在 0.37～0.56kg；18.5kg/m² ≤ BMI＜24.0kg/m²，每周体重增长宜控制在 0.26～0.48kg；24.0kg/m² ≤ BMI＜28.0kg/m²，每周体重增长宜控制在 0.22～0.37kg；BMI ≥ 28.0kg/m²，每周体重增长宜控制在 0.15～0.30kg。

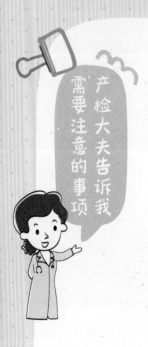

避坑指南 我的产检备忘录

产检大夫告诉我需要注意的事项

我特别需要注意的事项

高频问答

妊娠期糖尿病有什么危害？
认知误区有哪些？

妊娠期糖尿病有什么危害？

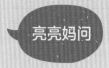
亮亮妈问

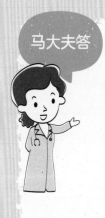
马大夫答

1. 对母亲的危害主要是流产率会增加，难产率也会较高，产道损伤较常见，未来可能转变为 2 型糖尿病。妊娠期同时合并有妊娠期高血压的发生率较高。由于较高的血糖容易引起身体各个部位的感染，感染的同时又会诱发糖尿病酮症酸中毒，在妊娠期间一定要注意监测血糖，监测体温，避免感染。妊娠期糖尿病患者在下一次妊娠时血糖异常概率会增高，发生 2 型糖尿病的概率也会增加。

2. 对胎儿的影响，主要是胎儿畸形、巨大儿、胎儿生长受限。如果母亲妊娠期血糖较高，巨大儿的发生率可高达 25%～42%，胎儿严重畸形的发生率为正常妊娠的 7～10 倍。此外，还易引起新生儿低血糖，影响新生儿健康。

因此，一旦确认为妊娠期糖尿病，一定要严格控制血糖，监测血糖情况。

怀孕前没有糖尿病，家里人没有糖尿病，人也不胖，我是不是不需要筛查？

子涵妈问

马大夫答

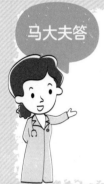

肥胖、家族史等高危因素的确可以增加妊娠期糖尿病的患病率。但没有高危因素的孕妈妈，由于胎盘产生抗胰岛素的成分，仍有可能发生妊娠期糖尿病；另外，孕期不合理饮食也可能导致糖尿病，因此建议每个孕妇都筛查。

妊娠期糖尿病的饮食控制主要是控制主食，对吗？

伊伊妈问

马大夫答

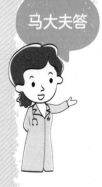

很多孕妈妈认为控制饮食主要是控制主食，而对肉类、零食、油脂等不加以控制。这种做法一方面会使主食摄入不足，糖代谢紊乱，脂肪代谢增加，产生酮体过多，引发酮症而影响胎儿的发育；另一方面其他高热量食物的过多摄入易导致其他疾病的风险增加，最终引起饮食控制失败。因此，妊娠期糖尿病孕妇应对主食和副食均衡控制，保证每天最基本的营养需要。

门诊来不及说的小知识

生活胎教大小事

通过饮食来平稳血糖

1. 控制总热量，但不能节食。通过饮食摄入的总热量是影响血糖变化的重要因素，所以患有妊娠期糖尿病的孕妈妈必须限制每天摄入的总热量。少吃肉，多吃蔬菜，挑着吃水果，不加过多油烹调。

2. 少食多餐，减轻身体负担。每日分5～6次进餐，2/3正餐，1/3加餐。少食多餐有助于稳定血糖，减少餐后高血糖及餐前低血糖。

3. 食用血糖生成指数低的主食。精制米面的血糖生成指数高，食用后极易导致血糖波动，应控制这类食物的摄入。可以适当增加燕麦、荞麦、糙米、红豆、绿豆等全谷物和杂豆类的摄入，这些食物含有大量膳食纤维，可延缓血糖升高的速度。

4. 最好不喝糊化程度高的粥。妊娠期糖尿病患者是不适合喝稠粥的，因为谷类经过长时间熬煮会变得黏稠，析出的糖分多，非常不利于血糖的稳定。妊娠期糖尿病患者的主食最好以杂粮饭为主。

5. 控制饱和脂肪酸摄入量。胎宝宝的大脑发育需要脂肪的供给，孕妈妈摄入脂肪的供能占总热量的25%～30%即可，不可摄入过多。同时，应注意不同种类脂肪所占的比例，限制饱和脂肪酸含量高的食物，如动物油脂等；减少蛋糕、起酥面包、黄油、烧烤煎炸类食物等富含反式脂肪酸的食物；而不饱和脂肪酸含量丰富的橄榄油、山茶油、坚果等的比例要占到摄入脂肪总量的1/3；烹调用油要注意控制量，每天摄入 25～30 克即可。

6.适当限制水果摄入量。水果可以提供丰富的维生素、矿物质和膳食纤维。但水果的糖分含量较高，不利于控制血糖。每天吃水果以不超过 200 克为宜。同时，摄入 200 克水果，应在日常饮食中减去 50 克主食。

7.尽量不吃甜食。孕妈妈食用饼干、蛋糕、起酥面包以及甜饮料后，容易使血糖迅速升高，还容易引发肥胖，进而加重妊娠期糖尿病，因此尽量不要吃甜食。

孕期胎动计数

目的：胎动计数是孕妇自我监测的重要指标，通过自我数胎动，了解胎儿有无宫内缺氧征兆，以便及时就诊。

方法一：正餐后，卧位或坐位计数，每日 3 次，每次 1 小时，将早中晚各 1 小时的胎动次数相加乘以 4，得出 12 小时胎动次数。如果 12 小时胎动次数大于 30 次，说明胎儿状况良好。如果为 20～30 次，应注意关注次日的胎动计数，持续低于 30 次时要及时就诊。如小于 20 次，应立即到医院就诊。

方法二：每小时平均胎动应为 3～5 次，如果 1 小时胎动小于 3 次，应再数 1 小时，如仍小于 3 次则应立即就诊。

注意事项：

1.应在孕妇情绪平稳、周围环境安静时数胎动。

2.连续的胎动记为 1 次胎动。

3.不要在空腹时计数。

4.妊娠满 28 周后应每天定时数胎动，当妊娠满 30 周后每天记录胎动次数，产前检查时告知医生。

孕期胎动计数表

孕30周	1	2	3	4	5	6	7		孕31周	1	2	3	4	5	6	7
早									早							
中									中							
晚									晚							
孕32周	1	2	3	4	5	6	7		孕33周	1	2	3	4	5	6	7
早									早							
中									中							
晚									晚							
孕34周	1	2	3	4	5	6	7		孕35周	1	2	3	4	5	6	7
早									早							
中									中							
晚									晚							
孕36周	1	2	3	4	5	6	7		孕37周	1	2	3	4	5	6	7
早									早							
中									中							
晚									晚							
孕38周	1	2	3	4	5	6	7		孕39周	1	2	3	4	5	6	7
早									早							
中									中							
晚									晚							
孕40周	1	2	3	4	5	6	7		孕41周	1	2	3	4	5	6	7
早									早							
中									中							
晚									晚							

美育胎教：让胎宝宝感受大自然的美好

什么是美育胎教？

欣赏名画、书法、雕塑及戏剧，观赏舞蹈、影视剧等文艺作品，接受美的艺术熏陶，家庭绿化、居室布置等活动，都属于美育胎教的范畴。观赏大自然的优美风光，把内心感受描述给胎宝宝听也是美育胎教。

今天就进行一次"森林浴"吧

孕妈妈多到大自然中欣赏美景，可以促进胎宝宝大脑的发育。大自然中空气新鲜，常呼吸新鲜空气对孕妈妈和胎宝宝的健康也很有好处。

空闲的时候，孕妈妈可以跟准爸爸一起到附近公园的小树林里散散步，选择树木茂盛的地方，尽情地享受一次"森林浴"。

"森林浴"的最佳时间

进行"森林浴"的最佳时间是树木繁盛的春末到初秋季节。这段时间温度和湿度适宜，植物会释放大量植物杀菌素，让人感觉心旷神怡。此外，一天当中进行"森林浴"的最好时段是上午8~10点。

"森林浴"的最佳方法

进行"森林浴"时，要保持内心平和，一边呼吸新鲜空气，一边给胎宝宝描述你所看到的景物，比如路边的花草、树木、蜜蜂、蝴蝶等。

孕妈妈美的言行举止也是美育胎教的一个方面。孕妈妈优雅的气质、饱满的情绪和文明的举止，都是来源于内在的美育修养。

这样吃妈瘦娃壮 营养与食谱

　　孕期便秘的孕妈妈可以通过饮食进行调理，保证每天饮水量达到 1500～1700 毫升，饮食中适量增加富含膳食纤维的食物，每天保证吃够 25 克膳食纤维，通过喝酸奶、益生菌粉来补充益生菌，都有助于肠道健康，预防孕期便秘。

主打营养

DHA、叶酸：促进胎宝宝神经系统的发育，预防早产。

铜：孕妈妈体内缺铜，容易造成胎膜早破而出现早产。

西蓝花三文鱼炒饭

材料

三文鱼 …………100 克
西蓝花 …………50 克
米饭 ……………80 克
盐 ………………1 克

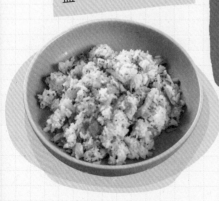

做法

1. 西蓝花洗净，切小块，入沸水中焯好，捞出控干，切碎；三文鱼洗净备用。

2. 锅中倒油烧热，放入三文鱼煎熟，盛出，凉至不烫手时用刀切碎。

3. 另起油锅，将西蓝花和三文鱼翻炒片刻，倒入米饭炒散，加盐炒匀即可。

净鳕鱼块⋯⋯⋯250 克
彩椒⋯⋯⋯⋯⋯50 克
黄油⋯⋯⋯⋯⋯5 克
照烧酱⋯⋯⋯⋯5 克

彩椒烤鳕鱼

做法

1　鳕鱼块洗净，用厨房用纸吸干水分；彩椒洗净，切块，放入沸水中焯熟，捞出沥干。

2　炒锅加热后放入黄油，待其化后关火，放入照烧酱搅匀。

3　将鳕鱼块放入保鲜盒内，浇入黄油照烧酱，抹匀后腌渍 15 分钟。

4　烤盘内铺入锡箔纸，刷上薄薄一层食用油，将鳕鱼放在锡箔纸上，放入烤箱内烤制 15 分钟，取出后用彩椒点缀，摆入盘中即可。

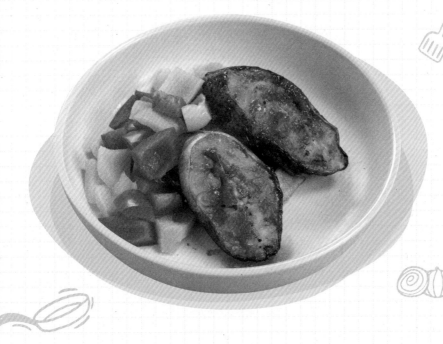

解压笔记

拍个照吧，记录一下此刻的心情

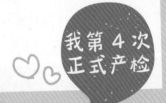

我第 4 次
正式产检

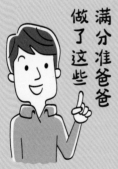

满分准爸爸
做了这些

☑ 孕 28 周开始每天陪老婆记录胎动，每天 3 次。

☑ 孕 7~8 月是拍孕妇照的最佳时间，记录下你们难忘的瞬间。

☑ 孕晚期体重长得快，为了顺利生产以及宝宝的健康，多陪老婆散步。

☑ 口服葡萄糖耐量试验，需要空腹，最好陪老婆去。可以带一些吃的，3 次抽血结束后给老婆吃。

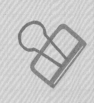
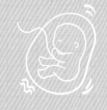

第 6 章

孕7~8月 29~32周

卜排畸检查

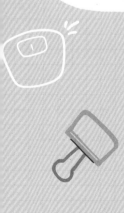
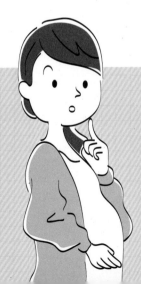
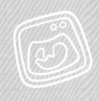

产检早知道 产检项目清单

检查项目	检查目的
体重检查	监测体重，超标或过低都不好
血压检查	判断是否患有妊娠期高血压或低血压
测量宫高、腹围	了解胎宝宝生长情况
多普勒听胎心音	了解胎宝宝心跳情况
血常规	检查有无贫血、感染等情况
尿常规	了解泌尿系统情况
B超（小排畸检查）	看胎儿的发育情况、羊水量和胎位
胎位检查	有无胎位不正
血清胆汁酸	检测血液中胆汁酸水平是否正常。孕32~34周，怀疑妊娠肝内胆汁淤积症的孕妇需要做这个检查

小排畸检查

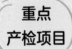

重点产检项目

　　小排畸的最佳时间是在孕28周至孕32周时，这个阶段的胎宝宝各个器官在结构上基本发育成熟，有利于超声医生进行各个器官局部的检查，能够清晰地观察胎儿是否存在异常。

产检月计划 让产检更顺利

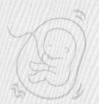

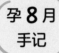

孕 8 月 手记

本月要做的事情
已完成的事情在 □ 内标上 ✓

调整睡姿 □

进入妊娠晚期，子宫不断增大，容易压迫邻近的组织器官。建议孕妈妈采用左侧卧睡姿，可改善子宫的右旋转程度，减轻子宫血管张力，避免胎宝宝出现宫内缺氧。

控制体重合理增长 □

孕晚期容易体重增长过快，尽量少吃多餐，控制总热量，保证充分的营养供应。

留意身体的异常表现 □

定期到医院去做产前检查，测量血压，检查尿液。平时，孕妈妈要密切注意是否出现水肿、头痛，体重增加是否合理等。

重点产检项解读

小排畸检查单分析

双顶径

这个数据可以反映出胎宝宝的"年龄",也可以反映出他(她)的成熟度。观察胎宝宝的发育情况,判断是否有头盆不称、是否能顺利分娩,双顶径都是重要的参考数据。正常情况下,孕 28~32 周的胎宝宝双顶径一般在 7~8 厘米。

股骨径

通俗来说就是胎宝宝的大腿骨长度,其数值应与妊娠月份的双顶径值相差小于 2 厘米上下。

胎盘

胎盘位置是说明胎盘在子宫壁的位置。胎盘的正常厚度应在 2.5~5 厘米之间。胎盘成熟度分为 3 级:Ⅰ级为胎盘成熟的早期阶段,回声均匀,在孕 30~32 周可见到此种变化;Ⅱ级表示胎盘接近成熟;Ⅲ级提示胎盘已经成熟。

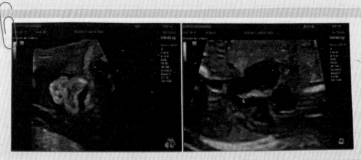

胎儿数	单胎		心率	138	次/分	羊水最深值	3.6		cm
双顶径	7.2	cm	头围	26.3	cm	羊水指数	3.6	cm	2.5	cm
股骨径	5.3	cm	腹围	24.2	cm		2.5	cm	3.2	cm

超声所见：
胎位：RSA，脐动脉 S/D：2.6，胎盘位于：后壁，成熟度：I，
头颅：颅骨光环可显示，脑中线居中。脊柱未见明显中断。
腹腔横切面可见主动脉位于下腔左后方，四腔心切面可见大部分心脏位于胸腔左侧，
尖指向左前方，心房正位，心室右襻，左右房室腔基本对称，心脏中央"十"字交叉结
存在，二尖瓣、三尖瓣回声及启闭运动未见明显异常。主动脉起自左心室，肺动脉起
右心室，内径走行均未见明显异常。
胎儿大脑中动脉收缩期峰值流速：33.70cm/s，S/D：6.38，PI：1.72，RI：0.84。
胎儿静脉导管收缩期峰值流速：45.54cm/s，S/D：1.85，PI：0.60，RI：0.46。
脐带胎盘入口距胎盘上边缘约1.7cm。

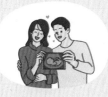

羊水深度

羊水深度为羊水最大暗区垂直深度，简称 AFV，其标准范围为 2cm<AFV<8cm。AFV≥8cm 为羊水过多，其中，AFV 8~11cm 为轻度羊水过多，AFV 12~15cm 为中度羊水过多，AFV>15cm 为重度羊水过多。AFV≤2cm 为羊水过少。

分清病理水肿，还是生理水肿

怀孕 20 周后，尤其是 32 周后为妊娠期高血压疾病的多发期，表现为血压升高、水肿、蛋白尿等一系列症状。如果孕前血压正常，妊娠期出现高血压，收缩压≥140mmHg 和 (或) 舒张压≥90mmHg，则视为妊娠期高血压，以非同日 3 次血压测量值均大于等于这一数值为准。

孕晚期，尤其是怀孕 28 周以后，很多孕妈出现生理性水肿，脚肿得像个小馒头，平时的鞋都穿不进去了。生理性的水肿主要是以下 3 个原因导致的。

1. 怀孕后血容量会逐渐增加，孕 34 周时达到高峰，可比非孕期增加 40% 左右，容易形成水肿。

2. 怀孕后，孕妈妈的内分泌功能发生改变，肾对钠的吸收增加，导致钠离子潴留在细胞外，水分不易被排出去，也容易水肿。

3. 随着月龄增加，子宫不断增大，压迫到下腔静脉，就会影响下肢的血液向心脏回流，容易引起下肢水肿。

生理性水肿基本不会对胎宝宝产生不良影响，并且这种水肿一般到产后两周自动恢复，所以孕妈妈不用过分担心。但要注意，孕妈妈的体重增加正常、血压正常、尿液检测没有尿蛋白的水肿才可能是生理性水肿。

马大夫提醒

别把水肿当发胖

孕妈妈要学会区分肥胖和水肿，以便及时发现问题，采取应对措施。如果突然发现自己的腿变粗了，那么可以用拇指按压小腿胫骨处，如果压下去后，皮肤明显凹下去而且不会很快恢复，表示发生了水肿。发生水肿后要注意查找原因，对症处理。当体重每周增加 0.9 千克以上，或一个月增加了 2.7 千克以上，很可能是子痫前期的表现。

避坑指南 我的产检备忘录

产检大夫告诉我需要注意的事项

我特别需要注意的事项

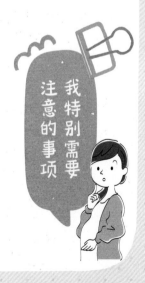

高频问答

不做小排畸检查有影响吗？

如果不做小排畸检查有影响吗？

才才妈问

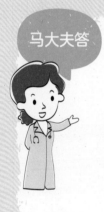
马大夫答

小排畸是对大排畸的查漏补缺，通过 B 超对胎儿的生长发育、胎盘情况、羊水情况，以及胎儿各个器官和系统的发育情况进行检查。建议妊娠 28～32 孕周的孕妇都进行小排畸检查。

如果不做小排畸检查，可能出现胎儿异常不能被及时发现的情况。即使大排畸排查无异常的胎儿，随着孕周的增加，在发育的后期也可能出现问题，特别是宝宝心脏、肺脏和肾脏等器官的发育异常，小排畸的检查更加准确。

小排畸检查中如果发现胎儿有严重的问题，医生评估后一般会建议终止妊娠，而一些不那么严重的问题，则可以在医生指导下通过纠正不良生活习惯、药物或手术治疗等，及时干预。

如果胎宝宝本来就很健康，不做小排畸检查当然没有影响，但是心存侥幸而忽视小排畸检查的重要性，对孕妈妈和胎宝宝的健康来说是存在隐患的。

小排畸检查时间错过要怎么办？

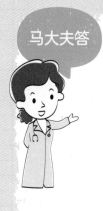

马大夫答　　　错过了预约的小排畸检查时，应及时询问医生是否可以重新预约，孕 28～34 周之间都可以进行小排畸检查。如果已经完全错过了检查的时间，也不必惊慌，继续观察即可。

1. 重新预约

错过小排畸检查时，应及时咨询当地医院是否可以重新预约。如果可以重新预约，应及时补做此项检查。小排畸检查需要在合适的孕周进行，错过小排畸检查、妊娠月份过大时，胎儿肢体过大，活动的幅度减小，且已经无法看到胎儿的全身，则不适宜行小排畸检查。

2. 继续观察

如果已经完全错过了小排畸检查的合适时间，就不可以再补做此项检查了。此时应放平心态，继续观察，定期产检即可。如果出现下腹痛、阴道出血等不适，则应及时就诊。

门诊来不及说的小知识

生活胎教大小事

孕妈妈妊娠晚期不宜再远行

孕晚期，孕妈妈的生理变化很大，对环境的适应能力也降低了，长时间的车船颠簸会使得孕妈妈身体疲惫，还会影响睡眠质量，引起不良情绪。车里的汽油味还会令孕妈妈恶心、呕吐，影响孕妈妈的食欲。而且，公共交通工具上空气比较污浊，致病菌也散布各处，容易使孕妈妈感染疾病。因此，孕妈妈此时应在家中安心待产，不宜再远行了。

如果孕妈妈想要出去散散心，可以在周末时，到附近的公园或郊外空气新鲜、环境幽美的地方玩一玩，但需随身携带医院的电话号码和一些防寒保暖的衣物等。

让人尴尬的尿频、漏尿

孕妈妈到了孕晚期，不但会有尿频现象，还有可能发生漏尿现象，有时候大笑、咳嗽、打喷嚏、弯腰时都会有少量的尿液渗出，甚至有时候刚上完厕所就发生了漏尿。这是因为孕妈妈骨盆底肌肉、括约肌都变得松弛了，而子宫对膀胱的挤压又很严重。

漏尿一般不受人的主观意志控制，而且让人防不胜防，所以不要为这件事觉得尴尬，更多的应该想着怎么样才能让自己更加舒服。孕妈妈可以预防性地在内裤里垫些消毒卫生纸，不建议用护垫，因为护垫的吸水量小，起不了多大的作用，而且透气性比较差，舒适性不强。此外，孕妈妈可以继续做提肛练习，这可以锻炼括约肌和骨盆底肌肉，有助于增强其弹性，减少漏尿。

趣味胎教：踢腹游戏

踢腹游戏怎么做？

第1步：孕妈妈根据自己的胎动规律，总结胎宝宝胎动的时间、经常踢的位置，用手掌轻轻抚摸或轻拍那个部位。

第2步：抚摸或轻拍后，如果胎宝宝没有回应，孕妈妈可再次轻拍；如果胎宝宝也踢了孕妈妈一下，就证明他在和孕妈妈做游戏。

第3步：一般胎宝宝踢完1~2分钟后会再踢，这时孕妈妈可以再轻拍几下被踢的部位，然后停下来。

第4步：随后，孕妈妈可在原来胎动的位置附近进行轻拍，胎宝宝踢的位置也会随之改变。

这个游戏可重复做，但时间不宜过长，每次控制在5~10分钟即可。

踢腹游戏需要注意什么？

1. 胎儿一般在晚上活动较多，所以最好在晚上临睡前做这项游戏。

2. 做游戏之前，孕妈妈应排空小便，保持稳定、轻松、平和的心态。

3. 每次游戏时间不宜过长，最多10分钟，以免胎宝宝过于兴奋，影响孕妈妈睡觉。

欢迎准爸爸加入

准爸爸也可以一起参与踢腹游戏，在孕妈妈的腹部温柔地抚摸，感受胎儿的踢腹运动，既可以使孕妈妈精神放松、身心愉快，对胎儿的生长发育有利，还可以加深一家人的感情。

这样吃妈瘦娃壮 营养与食谱

　　60% 的多余体重都是孕晚期猛增的结果，孕妈妈在保证营养的基础上，要避免热量摄入过多。孕晚期一天食物建议量：谷薯类 250～300 克，粗粮不少于 1/3；蔬菜类 300～500 克，其中有色蔬菜占 2/3 以上；水果类 200～400 克；鱼、禽、蛋、肉类（含动物内脏）每天总量 200～250 克；牛奶 300～500 克；大豆 15 克，坚果 10 克；烹调油 25 克，食盐不超过 5 克。

主打营养

不饱和脂肪酸： 胎宝宝大脑细胞处于增殖高峰期，补充不饱和脂肪酸能促进大脑发育。

铁： 储备足够的铁为生产做准备，预防缺铁性贫血。

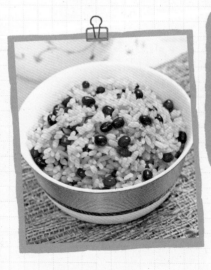

玉米红豆饭

材料

红豆、玉米碎、大米……各 75 克

做法

1 红豆、玉米碎、大米分别淘洗干净，大米浸泡 30 分钟，玉米碎、红豆各浸泡 4 小时。

2 将所有食材放入电饭锅内，加入适量水，按下"蒸饭"键，待提示饭蒸好即可。

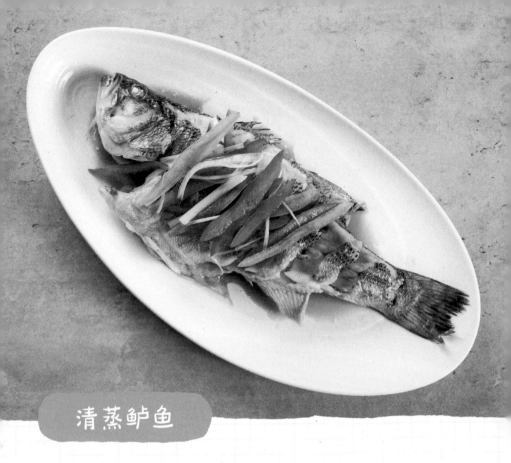

清蒸鲈鱼

材料

净鲈鱼 …………… 1 条
柿子椒 ………… 20 克
红甜椒 ………… 20 克
葱丝 ……………… 适量
姜丝 ……………… 适量
料酒 ……………… 少许
蒸鱼豉油 ……… 少许

做法

1 鲈鱼洗净，在鱼身两面各划几刀，用料酒涂抹鱼身，开口处夹上姜丝，鱼肚子里塞上姜丝，腌渍 20 分钟；柿子椒、红甜椒洗净，去蒂及籽，切丝。

2 盘里铺姜丝、葱丝，放入鲈鱼，蒸 15 分钟，取出；倒去盘子内的蒸鱼汁，倒入蒸鱼豉油，摆上切好的柿子椒丝和红甜椒丝。

3 锅内倒油烧热，淋在鱼上即可。

解压笔记

拍个照吧，记录一下此刻的心情

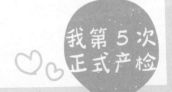

我第5次
正式产检

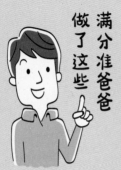

满分准爸爸
做了这些

☑ 可以跟老婆一起准备待产包、婴儿用品，找合适的
　时间清洗、晒太阳。

☑ 这期间孕妇不能出远门。

☑ 陪老婆参加分娩、新生儿护理课程。

☑ 如果孕妈妈对生产存在焦虑的情绪，要及时安慰，
　为孕妈妈提供充分的情感支持和心理支持。

第 **7** 章

孕8~9月 33~36周
做好胎心监护，评估
胎儿在宫内的情况

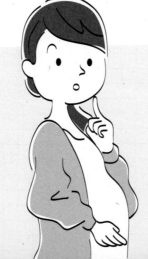

产检早知道 产检项目清单

检查项目	检查目的
体重检查	监测体重，超标或过低都不好
血压检查	判断是否患有妊娠期高血压或低血压
血常规	检查有无贫血、感染等情况
尿常规	了解泌尿系统情况
测量宫高、腹围	了解胎宝宝生长情况
多普勒听胎心音	了解胎宝宝心跳情况
B 超	监测胎儿的健康情况，评估胎儿体重
胎心监护	动态监护胎儿 20 分钟，监测宫内情况
B 族链球菌筛查	检查是否感染 B 族链球菌

胎心监护

重点产检项目

　　胎儿胎心监护是检查胎动次数、胎儿心率情况以及宫缩情况的，胎儿胎心监护的目的主要是对胎儿在子宫内的情况进行评估。

产检月计划 让产检更顺利

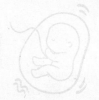

孕8月 手记

本月要做的事情
已完成的事情在 □ 内标上 ✓

检查分娩用品和新生儿用品 □

住院所带用品是否都准备妥当了？新生儿用品的准备也要做最后的检查。

坚持散步，为分娩做准备 □

一般散步每小时耗能 200 千卡左右，能帮助预防肥胖，还可帮助顺利分娩。

保证睡眠 □

睡眠是孕妈妈天然的补药。一般来说，孕妈妈每天至少应保证 8 小时的睡眠时间，应有 1 小时左右的午睡。晚间要注意提高睡眠质量，睡得越沉越好。

重点产检项解读

胎心监护看胎儿状况

胎心监护

胎心监护是通过绑在孕妈妈身上的两个探头进行的，一个绑在子宫底，是压力感受器，其主要作用是了解有无宫缩及宫缩的强度；另一个放置在胎儿背部，进行胎心的测量。

胎心率线

胎心监护仪上主要有两条线，上面一条是胎心率，正常情况下波动在 110~160 次 / 分，一般表现为基础心率线，多为一条波形曲线，出现胎动时心率会上升，出现一个向上突起的曲线，胎动结束后会慢慢下降。胎动计数 >30 次 /12 小时为正常，胎动计数 <10 次 /12 小时提示胎儿缺氧。

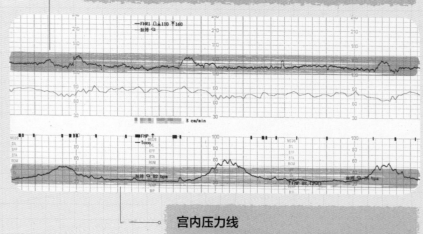

宫内压力线

下面一条线表示宫内压力，在宫缩时会增高。

阴道拭子检查看阴道是否有 B 族链球菌感染

阴道拭子检查结果分析

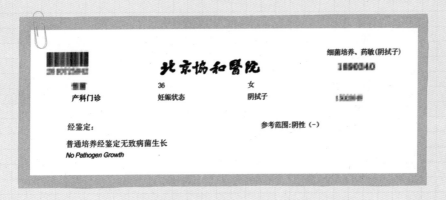

阴道拭子检查主要是检查阴道中有无 B 族链球菌感染，如果感染需要相应治疗。

在正常生理情况下，孕妈妈的阴道中常驻着 B 族链球菌，阴道中多种微生物相互依赖和制约，维持着阴道微生态平衡，并不致病。当阴道微生态平衡被打破，则可导致阴道感染的发生。B 族链球菌感染可引起胎膜早破、早产、产褥感染、新生儿肺炎等。

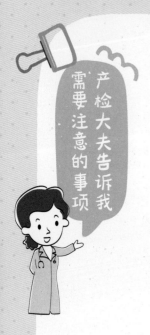

产检大夫告诉我
需要注意的事项

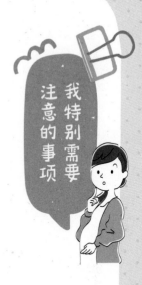

我特别需要注意的事项

高频问答

关于胎动，哪些问题要注意？

孕妈妈有持续性发热情况，胎动突然增加，需要去医院吗？

北北妈问

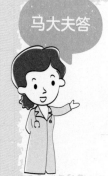
马大夫答

　　一般来说，如果孕妈妈有轻微的发热情况，胎宝宝因有羊水的缓冲作用，并不会受到太大的影响。

　　如果孕妈妈体温超过 38.5℃，而且持续性发热，尤其是在接近预产期时，对胎宝宝的影响就比较大。孕妈妈的体温如果持续过高，胎动也会变快，所以为了胎宝宝健康着想，孕妈妈需要尽快去医院就诊。

什么样的胎动形式是正常的？

姗姗妈问

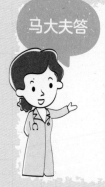
马大夫答

　　孕晚期，胎儿增大，羊水相对减少，胎动以躯干和四肢的伸曲为主，翻身等运动相对较少。此外，胎儿还会有呼吸样运动、呃逆、吮吸手指等多种活动形式。每个胎宝宝的活动习惯不同，孕妈妈平日要注意观察和总结胎动规律，如果发现胎动与平时不一样，如强烈、持续的推扭或踢动等，应引起注意。

B超发现胎宝宝脐带绕颈，医生嘱咐注意胎动，为什么？

 果果妈问

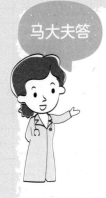 马大夫答

　　胎儿脐带绕颈的发生率为 20% ~ 25%，一般情况下，脐带绕颈就像我们脖子上围了一条松松的围巾一样，对胎儿血循环没有影响，也不会对胎儿造成其他损伤。但脐带绕颈过紧，则会使胎儿出现缺氧，而胎动异常是缺氧的最早表现。所以，孕妈妈要重视每天监测胎动，发现异常及时就诊。

孕妈妈感到胎动突然加剧，随后很快停止，怎么办？

皮皮妈问

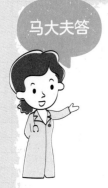 马大夫答

　　这种情况多发生在孕中期以后，有妊娠期高血压疾病、严重外伤或短时间子宫内压力减少的孕妈妈较容易出现此状况。主要的不适症状有阴道出血、腹痛、子宫收缩、休克等。

　　孕妈妈一旦出现上述症状，胎儿也会随之做出反应：胎儿会因为突然缺氧而出现短暂的剧烈运动，随后又很快停止，要尽早去医院检查。

门诊来不及说的小知识

生活胎教大小事

待产包准备好，住院不再手忙脚乱

孕妈妈已经开始准备待产，准爸爸和孕妈妈要提前备齐生产用的物品，多了解一些分娩知识，学习母乳喂养宝宝的知识和技巧等。

待产包都要准备什么？

产后妈妈用品

盆2个，毛巾4条：妈妈自己洗脸、洗脚各用1个盆。4条毛巾分别用来擦脸、擦脚、擦乳房，还有刚生产完洗下身时用。

产妇卫生巾、产后护理垫：可以购买产妇专用卫生巾，也可以用大号的卫生巾或者成人纸尿裤。使用成人护理垫可以防止弄脏床单。选购时要选择正规的品牌，保证清洁卫生。

卫生纸和湿纸巾：可以准备抽取式的，方便使用。

产妇用漱口水：产后刷牙比较麻烦，用漱口水会方便一些。

睡衣2套：产后会出很多汗，睡衣一定要选择纯棉透气的。新睡衣要用水洗过以后再穿。

宝宝用品

小盆2个：给宝宝洗脸和洗小屁股用。

多准备几包纸尿裤：新生儿出生后两三天会排胎便，比较费纸尿裤，最好2小时换一次，避免红屁股。

纱布巾： 柔软的纱布巾可以用来给宝宝擦洗。

婴儿湿巾： 适当准备一些，以备不时之需。

宝宝衣物： 现在大部分医院都是宝宝一出生就直接给穿上衣服。一般准备 2~3 套衣服，准备 1 顶帽子就足够了。此外，可以给宝宝准备 1 条包被。

注：不同医院对待产包的准备要求不一，有的医院要求入院统一购买待产包，产妇及家属请事先了解清楚，避免重复准备。

儿歌童谣胎教：充满童真的互动

给胎宝宝唱支歌

孕妈妈或准爸爸可以给胎宝宝唱儿歌。唱的时候，声音要轻柔，语调要天真，节奏要欢快。一开始胎宝宝可能没有什么反应，但是等他慢慢习惯妈妈或爸爸的声音之后，他就会很开心，还会用胎动来回应。

童谣：堆雪人

堆呀堆，堆雪人，圆圆脸儿胖墩墩。

大雪人，真神气，站在院里笑眯眯。

不怕冷，不怕冻，我们一起做游戏。

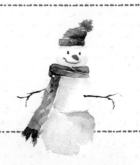

家有大宝的，让大宝来哼唱

二胎孕妈妈也可以鼓励大宝唱歌给小弟弟或小妹妹听，这样不仅可以促进大宝和腹中胎儿的感情，还可以激发大宝的自豪感，对两个孩子以后的相处更有利。

这样吃妈瘦娃壮 营养与食谱

孕晚期逐渐增大的子宫会压迫孕妈妈的肠胃，使孕妈妈的消化功能减弱，孕妈妈可以少食多餐，增加每天进餐的次数，增加副食的种类，这样能保证各种营养素均衡摄入，又能满足热量的需要。

主打营养

铜、锌：缺锌、缺铜会增加分娩的难度，胎宝宝的发育也需要这些营养素。

膳食纤维：预防便秘。此外，膳食纤维有较强的饱腹感，有助于控制食量，避免胎儿长得过大。

材料

猪肝	90 克
菠菜	240 克
枸杞子	少许
盐	适量
葱花、姜片	各适量

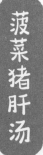

菠菜猪肝汤

做法

1 猪肝洗净，切片，加姜片、盐腌渍 20 分钟；菠菜洗净，切段，焯烫后捞出。

2 锅内倒油烧热，炒香葱花，放入猪肝片炒至变色，加入适量开水，放入枸杞子，待水开后，加入菠菜段煮软即可。

菠菜芝士焗牡蛎

材料

牡蛎·············500 克
菠菜·············150 克
面粉·············20 克
牛奶·············30 克
奶酪粉···········适量
面包糠···········适量
葱段·············少许
牛油·············少许
蒜蓉·············少许
上汤·············适量

做法

1 牡蛎去壳取肉，洗净，牡蛎肉、牡蛎壳放入加了葱段的沸水中焯烫，捞出；菠菜择洗干净。

2 炒锅内倒入植物油，下蒜蓉炒香，加入菠菜炒熟，盛出，放在牡蛎壳上，然后把牡蛎肉放在上面。

3 另取锅，加入牛油炒化，加入面粉炒香，倒入牛奶、上汤，待汤汁浓稠时淋在牡蛎上；将面包糠与奶酪粉拌匀，撒在牡蛎上，将烤箱预热到 250℃，烤 5 分钟即可。

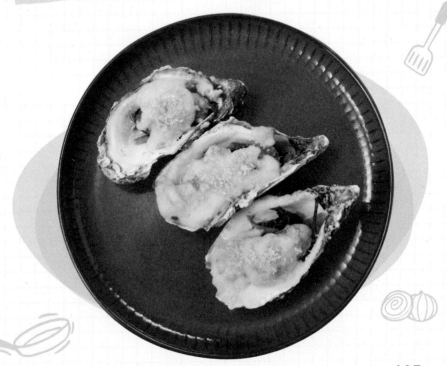

解压笔记

拍个照吧，记录一下此刻的心情

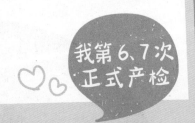

我第6、7次
正式产检

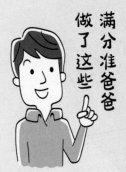

满分准爸爸
做了这些

☑ 陪孕妈了解医院的入院流程，做好分娩时交通工具的安排，熟悉去医院的线路。

☑ 检查一下入院需要的证件是否齐全。

☑ 了解临产症状，以免到时手足无措。

☑ 胎儿头部降入骨盆后，孕妈会尿频更加明显，还可能有失眠等症状，要多和孕妈沟通，多关心孕妈。

☑ 孕妈上下楼梯和洗澡时要特别留意，注意防止滑倒，洗澡水不要太热。

☑ 和孕妈一起取宝宝的名字。

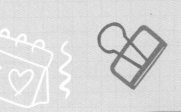
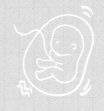

第 8 章

孕9~10月 37~40周 评估胎儿大小，决定分娩方式

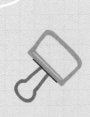
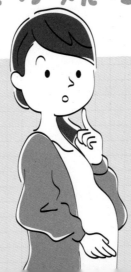

产检早知道 产检项目清单

检查项目	检查目的
体重检查	监测体重，体重超标或过低都不好
血压检查	判断是否患有妊娠期高血压或低血压
测量宫高、腹围	了解胎宝宝生长情况
多普勒听胎心音	了解胎宝宝心跳情况
胎心监护（NST 检查）	动态监护胎儿 20 分钟，了解宫内情况
血常规	检查有无贫血、感染等情况
尿常规	了解泌尿系统情况
肝功能	检查肝功能是否受损，是否有急（慢）性肝炎等肝脏疾病的初期症状
B 超	评估胎儿体重，检查胎位、胎盘、羊水等情况
阴道内诊	了解骨盆出口的情况是否适合顺产
胎位	检查有无胎位不正

阴道内诊

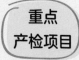

重点产检项目

孕晚期内检一般在 36 周左右做，因为此时胎儿已经基本成熟，而且宫颈也逐渐成熟，此时做内检能够了解宫颈的成熟度，还能够了解阴道壁的情况，对于判断阴道分娩有一定的帮助。

产检月计划 让产检更顺利

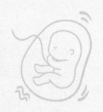

孕 **10** 月 手记	**本月要做的事情** **已完成的事情在 □ 内标上** ✓

留意分娩开始的征兆 □

先兆临产三大症状：不规律宫缩、胎儿下降感、见红。

健康状况不佳的孕妈妈最好在医院度过怀孕的最后
一周，这样便于医生及时检查，并采取应急措施 □

如果有机会，可提前参观一下产房，了解产房环境 □

去助产士门诊或孕妇学校学习，以便分娩来临时，
轻松应对 □

学习一些分娩相关知识，以便在生产时更好地配合
助产士，顺利分娩 □

重点产检项解读

B超看胎儿又长了多少

　　孕妈妈在临产前，产科医生会通过四步触诊法，检查孕妈妈的宫高、腹围及胎产式、胎先露、胎方位等；B超可以测量出胎宝宝的头围、腿长和腹围等。产科医生根据触诊结合B超检查可以大致估算出胎宝宝的体重，但是也存在误差，误差在250克左右。

　　宝宝体重过大会造成分娩困难。如果胎儿目前就比较重了，医生会建议孕妈妈控制饮食、控制体重。

　　这是宝石妈的B超报告单，医生给胎儿估重为3385~3554克。小宝石出生的体重是3570克，相差不多，在误差范围内。

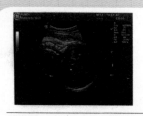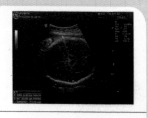

超声所见：
胎头位于耻上

双顶径9.4cm，头围33.8cm，腹围34.4cm，股骨长7.6cm

3385-3554g

胎盘右前壁

羊水　4.1 | 1.5
　　　--|-- 　cm
　　　2.8 | 1.3

胎心规律。

脐动脉S/D<3。

因孕周及体位影响，部分心脏切面、肢体、颜面部、腹壁脐带入口处显示欠清。

超声提示：
宫内晚孕，头位

注：孕9月安排了两次B超，动态监测胎儿发育状况。如果有胎位不正、羊水偏多或偏少、胎儿偏大或偏小等情况，两次都要做。如果33~34周B超检查结果正常，可根据建档医院安排，询问医生是否需要做35~36周的B超。

内诊、胎动检测和入盆检查

内诊

内诊检查一般在孕 37 周进行，主要是了解中骨盆和内骨盆的情况。

内诊检查前的准备：

1. 做内检前一天的晚上，孕妈妈要将自己的外阴部清洗干净（用清水冲洗即可，洗液有可能掩盖阴道存在的病患）。

2. 换上干净的内裤、易穿脱的衣裤。

3. 内检前，孕妈妈应排空膀胱，内检时，将身体放松下来。

做内诊检查的过程：

1. 医生会事先在检查床上铺好清洁的一次性臀垫。

2. 孕妈妈脱掉一条裤腿（一般脱左腿），仰卧平躺，分开双腿，将双腿放置于腿架上，充分曝露会阴，等待检查。

3. 医生会将一只手的手指插入阴道，另一手置于腹部上方，以检查子宫颈软硬度、位置、宫颈的长度、是否开指、先露的高低及有无破水。

检测胎动，监测宝宝安全

正常胎动为每天 30~40 次。怀孕的 28~32 周，胎动最频繁；孕晚期，尤其是临近产期的孕 38 周后，胎动幅度、次数有所减少，孕妈妈感觉为蠕动。孕妈妈应该以 24 小时为一个周期，来观察宝宝的胎动是否正常。

一般来说，早晨胎动最少，下午和晚上胎动较活跃。每天要坚持数宝宝胎动 3 次，早、中、晚各 1 次，每次 1 小时，1 小时胎动 3~5 次就能表明宝宝情况良好，晚上每小时胎动常为 6~10 次。当胎动的规律出现变化，胎动次数少于或超出正常胎动次数时，要格外小心。如果发现胎宝宝的胎动次数明显异于平时，比如 1 小时胎动次数少于 3 次，应再数 1 小时，若仍少于 3 次，应立即去医院做进一步检查。

判断是否入盆

入盆是指在妊娠晚期，胎儿在羊水和胎膜的包围中，以头朝下、臀朝上、全身蜷缩的姿势，使其头部通过母体的骨盆入口进入骨盆腔，从而其身体的位置得到巩固。当胎儿入盆时，不少孕妇常会感到腹部阵阵发紧，并有坠痛感。胎儿入盆后更加压迫到膀胱，导致尿频的症状更加明显，同时水肿、便秘及腰腿痛等症状也会加重。

入盆信号

尿频：入盆后，子宫不断变大压迫膀胱导致尿频。

有坠痛感：胎宝宝入盆后，会对孕妈妈的阴部和骶骨造成一定的压力，妈妈自然会感受到一股下坠的力量和阴部轻微的压痛了。

宫高下降：孕 9 月宫高达到孕期最高点，入盆后宫高会下降到孕 8 月的高度。

出现不规律的宫缩：孕妈妈可能会感到一阵阵类似痛经的感觉，其实这是明显的宫缩现象。如果这种痛感有一定的规律性，甚至出现破水、见红，就需要立即去医院，表示马上要生产了。

肚子靠下、呼吸顺畅：入盆就代表胎宝宝的位置下移了，肚子下坠，胸部不会碰到肚子了，呼吸起来也轻松一些，胃口也好了。

分娩前监测这 3 点

阴道检查判断产程进展

分娩过程的进展具有一定的规律性。判断产程的进展是否正常，主要依靠观察待产妇子宫口开大的情况和胎头下降的情况。阴道检查可清楚地了解宫口开大的情况，胎头的位置，胎头有无变形及与骨盆的关系，胎膜是否完好，有无破水。因此，在第一产程中，医护人员会每隔 4 小时做一次阴道检查，如果产程进展不好，即宫口开大而胎头不下降，或者先露部分下降满意但宫口不开，或者两个都没啥进展，就表明产程出现问题，医生会根据情况及时处理。临产时，每个产妇都需要与医护人员配合，做好这项检查。

监测胎心，连续了解胎心变化

胎心反映的是胎儿在宫内的状态，当各种原因引起胎儿缺氧时，很敏感的胎心就会出现变化。正常的胎心率一般为 110～160 次 / 分，胎心基线低于 110 次 / 分或高于 160 次 / 分都表明胎儿可能有缺氧迹象。临产时，要密切监测胎心的情况。随着科学技术的发展，胎心监护仪逐步得到普及，目前许多医院都已经使用了。

胎心监护仪利用胎心探头，固定于产妇腹部听胎心最清楚的部位，连续地记录胎心信号，并记录在胎心监测的图纸上。不仅可以较长时间连续了解胎心的变化，还能记录子宫收缩的情况，并了解胎心与宫缩变化的关系，因此使用胎心监护仪监测胎心和宫缩的变化是非常好的监护措施。

观察羊水了解宫内状况

一般来说，羊水是半透明的，内含白色的胎脂，还有胎儿的毳毛，以及胎儿脱落的鳞状上皮细胞。当羊水中混入少量胎粪时，羊水会变为黄色。但当有比较多的胎粪排至羊水中时，尤其是当羊水量较少的情况下，羊水会变为绿色甚至深绿色，且很黏稠。

正常头位分娩的胎儿在产程中是不应该有胎粪排出的，只有在胎儿缺氧的情况下，胎粪才排出。所以，如果看到羊水变黄、变绿时，就表明胎儿有缺氧情况存在了。羊水颜色越深，羊水量越少，情况就越不好，胎儿吞入这样的羊水，黏稠的胎粪通过气管吸入肺中，常常会造成严重的问题。因此，临产时破水后，除了观察胎心情况，还要密切观察羊水状况。

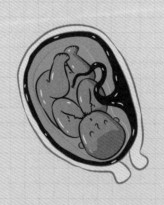

避坑指南 我的产检备忘录

产检大夫告诉我需要注意的事项

我特别需要注意的事项

高频问答

羊水过多、过少、浑浊，怎么办？

羊水偏多对胎儿有什么影响？

乐乐妈问

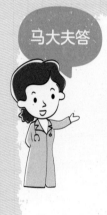
马大夫答

孕期羊水增多是一种常见现象，根据羊水多的程度，分为轻度、中度和重度。轻度增多不用担心，可以1周以后、2周以后再复查，如果羊水越来越多，或者羊水明显增多，达到中度到重度以上，可能还是提示着孕期问题。

1. 胎儿异常，比如胎儿消化道畸形、神经系统畸形、染色体畸形或者基因异常，也可能是胎儿代谢性疾病。所以，如果羊水明显进行性增多，应警惕。

2. 孕妇血糖异常也是最常见的羊水增多的原因，会影响胎儿肺成熟度。

3. 羊水过多容易出现胎位异常，比如臀位横位，异常胎位就会增加破水风险，叫胎膜早破，也会增加胎儿窘迫。一旦发生胎膜早破，也会有脐带脱垂的风险，因为脐带是给胎儿供血、供氧的通道，如果脐带脱垂，往往预示胎儿可能几分钟之内就有生命危险，需要立刻采取措施，尽快娩出胎儿。

羊水为什么变得浑浊了，该怎么办？

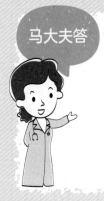

妊娠早期的羊水是无色、透明的，足月时羊水较混浊，可见由胎膜、体表脱落上皮细胞等形成的小片状悬浮物。B超检查时，如果发现羊水比较混浊，并不一定就是胎儿情况不好，要综合孕妈妈是否患病、病情是否稳定、胎心监护的情况及胎动是否正常等因素来分析胎儿状态。

羊水偏少对胎儿有什么影响？

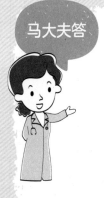

羊水偏少对胎儿主要的影响是造成胎儿窘迫，甚至胎儿窒息及胎死宫内等，尤其是在提示羊水过少的同时，经常表现出胎动异常，监测胎心音不在正常范围内就得要紧密观察。如果发现羊水偏少明显，或者是由于胎膜早破造成的羊水偏少，需要及时住院待产，一旦造成胎儿窘迫持续不能纠正很容易造成胎死宫内。若是胎膜早破，还有可能会造成宫内感染或者是脐带脱垂等严重风险，因此要密切经由胎心监护以及B超了解具体情况，有异常，需要及时处理。

门诊来不及说的小知识
产前准备大小事

了解分娩的三大产程

第一产程：从规律宫缩开始至宫颈口完全张开

第一产程是在子宫收缩的作用下，宫颈口逐渐开大扩张，最后开大到直径 10 厘米左右，即"开十指"。这一时期开始的标志是，每间隔 5~6 分钟出现规律性子宫收缩，持续约 30 秒，以后稳定为每 1~2 分钟收缩 1 次，每次持续可长达 1 分钟。一般来说，初产妈妈的第一产程时间比经产妈妈长，但一般不会超过 24 小时。

宫口扩张表现为宫颈管逐渐变软、变短、消失，宫颈展平并逐渐扩大。随着宫颈扩张，胎儿先露部逐渐下降，直到先露部到达外阴及阴道口。在此过程中，医生会通过经阴道指诊检查宫口扩张和胎先露下降情况，判断产程进度及产程是否正常。根据子宫颈的扩张程度，第一产程可分为潜伏期和活跃期。潜伏期：宫口扩张的缓慢阶段，初产妇一般不超过 20 小时，经产妇一般不超过 14 小时。活跃期：宫口扩张的加速阶段，在宫口开至 6 厘米时才进入活跃期，直至宫口全开（10 厘米）。在宫颈口扩大到最大限度的过程中，会发生破水，准妈妈会有比之前都要强烈的排便感，当宫颈口开十指时，第一产程宣告结束，即进入第二产程。

第二产程：胎儿娩出，找到最佳姿势，听助产士口令呼吸

第二产程又称胎儿娩出期，指从宫口全开至胎儿娩出。此过程中，产妇要听从助产士指导，配合宫缩用力，特别注意在胎头娩出以后，不宜急于娩出胎肩，而应等待宫缩使胎头外旋复位。

   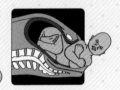

胎头仰伸完成　　胎头外旋转　　前肩娩出　　后肩娩出

第三产程：保持平稳姿势，娩出胎盘

宝宝出生了，但生产还在继续，残留在子宫内的胎盘也必须要分娩出来。胎盘娩出是指从胎儿娩出后到胎盘娩出的过程，等宝宝产出后将脐带钳夹，再等胎盘自行剥落或协助排出。一般需要 5~15 分钟，不会超过半小时。

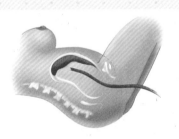 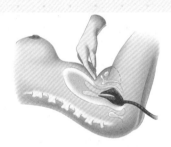

宝宝娩出后胎盘的位置　　　　　按压腹部和子宫，加速胎盘的排出

胎盘娩出的疼痛较分娩之前要轻得多，大多数人感觉不到痛感。由于子宫的再次收缩，胎盘和胎膜从子宫内部脱离出来，胎盘一脱离，就可以检查胎盘的完整性，判断是否有胎盘组织残留。如果有会阴侧切或撕裂的情况，要在胎盘娩出后进行缝合。

这样吃妈瘦娃壮 营养与食谱

　　临产前一周切记不要暴饮暴食，也不能空着肚子进产房，或者吃不易消化的食物。临产前孕妈妈最好吃些水分含量较多的半流质软食，如肉末蒸蛋、粥等。剖宫产孕妈妈在产前 6 小时内就不能再吃东西。

主打营养

维生素 K：分娩会失血，补充维生素 K 可预防生产过程中出血过多，也可帮助避免新生儿出血性疾病的发生。

水溶性维生素：改善孕妈妈的免疫力，还能提高产后的乳汁质量。

燕麦南瓜粥

材料

南瓜	200 克
原味燕麦片	80 克
红枣	15 克
枸杞子	10 克

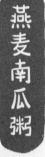

做法

1. 将南瓜洗净，去皮及瓤，切小块；红枣、枸杞子洗净，红枣去核。
2. 砂锅中放入适量水，倒入南瓜块，煮开后再煮 20 分钟左右。
3. 放入燕麦片、红枣、枸杞子，续煮 10 分钟左右即可。

解压笔记

拍个照吧，记录一下此刻的心情

我第8、9、10次正式产检

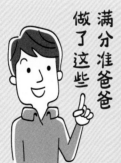

满分准爸爸做了这些

☑ 孕晚期孕妈妈下肢肿胀，耻骨联合处会感觉到疼痛。可在孕妈妈坐下时帮她在后背增加一个靠垫，让她更舒适。

☑ 孕晚期一定要重视孕检，建议每次产检都陪着老婆，尤其是最后一个月。

☑ 临近生产孕妈妈可能会出现产前焦虑，多给她正面积极的暗示，多沟通，分散孕妈的注意力。

☑ 合理安排工作，为老婆的分娩做好准备。

☑ 保证舒适干净的家庭环境，营造良好的居住环境。

减痛分娩：五维音乐呼吸法

五维音乐呼吸法总共有五个维度，主要运用于孕妈妈进入产程时每一次宫缩中，可以帮助孕妈妈有效减轻宫缩疼痛，很多在产程中使用过的孕妈妈们都称之为"减轻疼痛的呼吸大法"。孕妈妈进入孕晚期（满 28 周以后）就可以练习了。

练习之前的准备

在家找一个安静的空间，保持舒适的坐姿，既可以坐在沙发上，也可以坐在椅子上，当然也可以盘腿坐在地板上，整个身体一定确保是放松、舒适的状态。

第一个维度：以拉玛泽的廓清式呼吸法为基础，保持鼻子吸气、嘴唇吐气。

使用廓清式呼吸，可以促进孕妈妈在产程中有意识地控制自己的呼吸，并将分娩时的注意力集中在对自己的呼吸控制上，从而转移孕妈妈分娩时的注意力，减轻其对疼痛的感受性，提高对疼痛的耐受力。

主要方法：鼻子吸气、嘴唇吐气。

吸气的时候，如同闻鲜花的味道一般自然地深呼吸；呼气的时候如同吹蜡烛火焰的动作，用嘴唇舒缓地吹气。

第二个维度：使用正念呼吸增加孕妈妈分娩的专注力。

宫缩时，孕妈妈保持对呼吸的专注显得无比重要。

临床发现：当孕妈妈在宫缩时，如果注意力越能集中在呼吸上，其减轻疼痛的效果则越显著。因此，使用正念呼吸的要点，主要在于帮助孕妈妈提升呼吸时的专注力。

正念呼吸的要点：住、觉、回、复。

住：孕妈妈在呼吸时，将自己的注意力完全安住在呼吸本身，让注意力集中在"吸气时，觉察气流通过鼻尖，然后经由鼻腔进入到身体；呼气时，觉察气流通过口腔，然后经由嘴唇慢慢地呼出去"的整个一吸和一呼的完整的过程上，这样有助于将产妇的注意力完全专注在呼吸上。

觉：孕妈妈在呼吸的过程中，一旦觉察到自己的注意力被内心的念头、身体的疼痛和外在的一些干扰给带走了，要保持"觉而不评"，不让自己的注意力跟随念头跑即可。

回：在呼吸的过程中，一旦觉察到自己的注意力离开了呼吸，记得温和而坚定地把自己的注意力继续拉回到呼吸上。

复：在呼吸的过程中，为了能够确保注意力集中，反复进行前面的"住——觉——回"这个过程，便可使呼吸时注意力完全集中在呼吸本身。

第三个维度：聆听音乐。

音乐可以有效降低孕妈妈分娩时压力激素的分泌，从而减轻其分娩时的疼痛感。同时，音乐还可以使人体的生理达到镇静、兴奋、镇痛、降压和怡情的作用。

目前比较有效的有《川江号子》《维也纳森林的故事》《一帘幽梦》《彼得与狼》《杜鹃圆舞曲》《田园》《拉德斯基进行曲》《四季》《自新世界》《梦幻曲》等十首音乐。

第四个维度：孕妈妈一边呼吸一边进行积极的自我暗示。

很多孕妈妈在分娩中容易出现紧张、担心、恐惧、信心不足等心理状态，因此在分娩时，每一次宫缩都可以对自己进行积极的自我暗示。这些自我暗示可以有效地增强孕妈妈分娩的信心，帮助孕妈妈的内心更有力量地去面对分娩。

孕妈妈可以一边呼吸，一边进行如下的自我暗示：

我的每一次宫缩都是对宝宝最好的爱！

我的每一次宫缩都是对宝宝最好的按摩！

我的每一次宫缩都会让我的宝宝离我越来越近！

我的每一次宫缩都会让我的身体越来越放松！

我是最坚强的妈妈！

我是最伟大的妈妈！

第五个维度：准爸爸在旁边积极引导孕妈妈。

分娩时，如果准爸爸能够陪同在孕妈妈身边，并且对孕妈妈进行呼吸指导，减缓疼痛的效果特别显著。因此，准爸爸可以在孕妈妈呼吸的过程中，对孕妈妈进行如下的积极引导：

你的每一次宫缩都是对宝宝最好的爱！

你的每一次宫缩都是对宝宝最好的按摩！

你的每一次宫缩都会让我们的宝宝离我们越来越近！

你的每一次宫缩都会让你的身体越来越放松！

你是最坚强的妈妈！

你是最伟大的妈妈！

在这样的过程中，孕妈妈一边自我暗示，一边接受准爸爸的陪伴指导，不光可以有效帮助孕妈妈减轻分娩疼痛，还可以帮助孕妈妈树立更强的顺利分娩的信心。

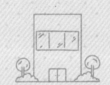
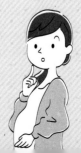

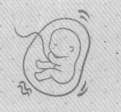